언제나 건강하시기를 기원하며

님께 드립니다.

　　년　　월　　일

　　　　드림

대한민국 한 · 양방 건강보감

대한민국 한 · 양방 건강보감

저자 박주홍

1판 1쇄 인쇄_ 2007. 2. 10.
1판 5쇄 발행_ 2007. 7. 26 .

발 행 처_ 김영사
발 행 인_ 박은주
등록번호_ 제406-2003-036호
등록일자_ 1979. 5. 17.

경기도 파주시 교하읍 문발리 출판단지 514-2 우편번호 413-834
마케팅부 031)955-3100, 편집부 031)955-3250, 팩시밀리 031)955-3111

값은 표지에 있습니다.
ISBN 978-89-349-2387-9 03510

독자의견 전화_ 031)955-3104
홈페이지_ http://www.gimmyoung.com
이메일_ bestbook@gimmyoung.com

좋은 독자가 좋은 책을 만듭니다.
김영사는 독자 여러분의 의견에 항상 귀 기울이고 있습니다.

健康寶鑑

대한민국 한·양방
건강보감

박주홍 지음

김영사

한의사가 쓰는 대한민국의
'한방韓方' 그리고 '양방洋方'

사랑하는 가족이 병에 걸려 당황스러웠던 경험이 누구에게나
있을 것이다. 이럴 때 주변에서는 말이 참 많기도 하다. "한방병
원으로 빨리 가!" "아니야, 양방병원으로 가서 응급조치하고 난
다음에 한방으로 가!" 등등.

특히 중풍中風(뇌졸중), 심장병(협심증, 심근경색), 암, 당뇨병 등에
걸린 경우 환자는 물론이고 그 가족들도 상당한 혼란을 겪으며 고
통을 받게 된다.

만약 중풍으로 갑자기 쓰러졌다면 집에서 다른 조치를 취한다거
나 한방 · 양방을 돌아다니며 시간을 허비하지 말고 곧바로 119로
연락해서 환자를 응급 시설이 잘 갖추어진 응급실로 재빨리 옮겨
야 한다. 특히 뇌경색腦梗塞(cerebral infarction, 뇌혈관이 막히는 것)의
경우 늦어도 3시간 이내에 혈관을 막고 있는 혈전血栓(thrombus, 혈
액 성분의 응집, 피떡)을 녹여야만 치료가 가능하다. 따라서 적어도
발병 2시간 이내에 응급 시설이 완비된 응급실로 옮겨야 한다. 더

구나 심장병은 돌연사를 초래하기도 하므로 수분 이내에 생사가 결정될 정도로 위급한 응급 상황이 일어날 수도 있다.

중풍은 발작한 후 3시간 이내에 얼마나 적절한 치료를 받았는 가에 따라 예후가 달라진다. 여기까지는 한방·양방을 구분할 필 요가 없다. 한방 치료를 할 것인지 양방 치료를 할 것인지는 그 이 후에 결정할 문제이다.

중풍에 만병통치약처럼 되어 있는 우황청심원도 사실은 모든 경 우에 다 좋은 것은 아니다. 우황청심원은 처방의 구성상 약성藥性 (약의 성질)이 온성溫性(따뜻한 성질)인 약물들이 대부분이므로 고혈압 이나 뇌출혈로 중풍에 걸린 사람은 복용을 삼가야 한다. 우황청심 원은 한의학 이론에 의하면 고혈압, 뇌출혈 같은 열증熱證·실증實 證에 쓰는 것이 아니라 허증虛證·한증寒證에 쓰는 처방이다. 따라 서 뇌경색(혈전)으로 뇌혈관이 막혀서 오는 허한虛寒(허약하고 참)의 중풍에 사용해야 하는 처방이다. 그러나 요즘은 중풍의 한열허실 寒熱虛實을 막론하고 만병통치처럼 쓰이고 있어서 문제이다.

〈허준〉이라는 TV 드라마에서 자주 소개되었던, 구안와사口 眼喎斜라고 하여 입이 어느 한쪽으로 돌아가는 경우도 양방에서는 '안면신경마비', 한방에서는 '구안와사'라고 하여 같은 현상을 두고 다르게 표현하고 있어서 환자들은 혼란에 빠진다. 구안와사가 오면 대부분의 환자들은 즉시 한방병원에 와서 별다른 진찰 없이 침을 시술해 달라고 하는데, 이는 바람직하지 않다. 한방병원으로 오더라도 한의학적 진찰을 통해 그 원인을 정확히 찾는 것이 중요하다. 그런데 한의학적 진단으로는 망문문절望聞問切의 사진四診 과정을 통해 기능적(functional)인 부분의 원인은 찾을 수 있으나 기질적(organic)인 부분의 원인은 찾기 힘들다.

양방의 서양의학적 진단이 중요한 이유가 여기에 있다. 양방에서는 안면신경마비의 원인을 크게 외상성(두개 내 외상, 측두골 내 외상, 측두골 외 외상)과 비외상성(중이염, 내이염 등 감염성 및 벨안면신경마비, 청신경 및 안면신경종양)으로 나누는데, 이 중 벨안면신경마비에 의한 발병률이 가장 높다. 따라서 구안와사가 왔을 때 무조건 한방으로 올 것이 아니라 양방의 이비인후과에도 가서 꼭 검사해 봐야 한다.

벨안면신경마비의 경우 양방에서는 스테로이드(steroid)와 아시클로비르(acyclovir)로 치료하며, 치료하지 않아도 75~80% 정도는 2~3개월 내에 회복된다고 한다. 그러나 한방에서는 다양한 처방과 치료법이 개발되어 있어 그 정도 기간이 경과하기 전에 미리 치료하려고 한다. 물론 증상에 따라 한방과 양방 중 적합한 치료를 선택하거나 병행하면 더 빨라질 수 있다.

살아가다 보면 본의 아니게 아프게 되는데 이때 한방병원으로 가야 할지 아니면 양방병원으로 가야 할지 잘 모를 때가 많다. 이런 경우 대부분의 사람들은 가족이나 주위 사람의 권유에 따라 의료기관을 선택한다. 권유를 하는 사람들은 환자가 빨리 낫기를 바라는 선의의 마음에서 하는 이야기이지만, 대부분 잘못된 편견인 경우가 많으므로 치료의 적절한 시기를 놓치는 경우가 허다하다. 의사들도 한의사든 양의사든 일단 환자가 오면 될 수 있는 한 환자를 보내지 않고 자신의 의료기관에서 치료하려고 한다. 서점에 가면 한방이든 양방이든 건강 서적은 도처에 널려 있다. 그러나 각자의 장점만 선전할 뿐 몸이 아파 어느 의료기관을 먼저 찾아야 할지 고민하는 환자와 그 가족들의 입장에서 그들의 고민을 덜어 주려고 하는 책은 아직 보지 못했다. 동양의학 고전古典에 나와 있는 "의사는 자신을 찾아온 환자에게 두 손 모아 사죄하라!" 라는 말은 바로 이와 같은 상황을 잘 대변해 주는 말인 것 같다.

의사라면 환자에게 거만하게 대할 것이 아니라 건강한 사람을 더욱 건강해지게 해야 할 본연의 임무를 다하지 못하고 병에 걸리도록 내버려 둔 책임에 대해 오히려 미안해하는 마음을 먼저 가지라는 뜻이다. 또한 한의사와 양의사가 자신이 더 잘났다고 우기고 서로를 욕할 시간이 있다면 그 시간에도 병으로 고통 받는 환자와 그 가족들을 생각하며 의사 본연의 겸허한 자세로 다시 책을 펴고

묵묵히 공부해야 하지 않을까 하는 마음이다.

사족 같으나 덧붙여 한마디 하겠다. 한방에서는 소위 '비방秘方'
이라고 하여 어느 질환에 잘 듣는 처방을 대부분 공개하지 않는
것이 관례였다. 이것은 잘못된 것이라고 생각한다. 그래서 이번에
필자는 한방에서 자신 있는 이론(한문으로 어렵게 설명된 부분들)과 처
방을 일반인이 보기에는 다소 어렵더라도 투명하게 공개하고 싶
었다. 또한 의료 전문가들이 보더라도 공감할 수 있는 근거를 갖
춘 내용을 공개하고 싶은 마음도 있었다. 이런 생각으로 이 책에
힘 닿는 데까지 그 내용을 담고자 했다는 점을 알아 주길 바랄 뿐
이다.

끝으로 항상 겸손한 학문적 자세를 일러 주시고 높은 식견으로
많은 격려를 해 주신 김영사 박은주 대표이사님을 비롯하여 이처
럼 좋은 책이 출판될 수 있도록 많이 애써 주신 모든 직원들께 마
음에서부터의 깊은 감사의 말씀을 드린다.

경희서울한의원 진료실에서
박 주 홍

|목 차|

한방·양방 건강상식 & 실천법

한방韓方이야기
양방洋方이야기

1

한·중·일 3국의 의료제도

한·중·일 3국은 각기 다른 의료체계를 갖고 있다.

한국은 한방·양방 이원화二元化 체계

중국은 중의·서의·중서 결합의 삼원화三元化 체계

일본은 한방·양방 일원화一元化 체계

진료실에 L씨라는 아주머니 환자가 찾아왔다. L씨는 몇 년 전부터 필자에게 치료를 받고 있는 단골 환자인데 평소 의료에 관심이 많아 필자와는 허물없이 대화하는 사이이고, 최근 2년 동안 남편의 사업 때문에 중국과 일본에 머물다 온 환자였다. 이 이야기는 L씨라는 환자와 필자가 치료과정에서 자주 만나면서 조금씩 나눈 대화를 정리한 것이다.

L씨는 들어서자마자 아픈 증상은 이야기하지 않고 대뜸 물었다.

"선생님, 제가 중국과 일본에서 각각 1년 정도 살다가 귀국했는데 한국, 중국, 일본 세 나라는 의료제도가 비슷한 것 같으면서도 무척이나 헷갈려요. 한방의료는 우리나라에만 있나요?"

"많이 헷갈리시죠? 저도 잘 몰랐어요. 그런데 우선 불편한 곳부터 말씀하셔야죠?"

"사실 오늘은 진료도 진료지만 평소에 너무 궁금했던 것을 여쭤 보려고 왔어요. 바쁘시겠지만 부탁드릴게요."

필자는 환자들과 상담하는 것을 좋아하는 편이라 가끔 어떤 사람들은 치료보다는 상담을 목적으로 오기도 하는데 이번 경우가 그랬다.

"알겠습니다. 좋은 질문이시고 이번 기회에 잘 알아 두시면 평생의 건강관리를 위해 도움이 될 겁니다. 이젠 환자 스스로가 똑똑해야 건강을 챙길 수 있는 세상이 되었으니까요. 사실 아시다시피 의사가 모든 병을 다 치료해 주지는 못합니다. 그러니 알아 두시면 적어도 사랑하는 가족 중에 누가 병이 나서 급히 의료기관으로 가야 할 때나 회복 치료가 필요한 경우에 많은 도움이 될 겁니다."

"선생님, 바쁘실 텐데 간략하게만 설명해 주세요. 뒤에 환자들이 기다리는 것 같은데."

"네, 그러죠. 조금 어려운 이야기인데 한방을 포함한 의료제도는 한국, 중국, 일본이 서로 다릅니다. 한국은 한의학과 현대 의학이 이원화된 평행형의 체계(parallel systems)이고, 중국은 중의학과 현대 의학이 통합되어 기존의 양 체제와 더불어 삼원화된 체계입니다. 한편 일본은 한방 의학이 현대 의료의 틀 속에 포함되어 있는 통합체계라고 보시면 됩니다."

간단한 대답을 기대했던 L씨는 다소 어려운 듯 고개를 갸우뚱

하였다.

"무슨 말인지 대충은 알아들을 것 같아요. 그런데 생각보다 어렵군요. 앞으로 치료받으러 올 때마다 조금씩 가르쳐 주세요."

"너무 어려웠나요? 쉽게 이야기하면 한국은 한방과 양방으로 나뉘어 있는 이원화 체계이고, 중국은 한방인 중의中醫, 양방인 서의西醫, 한방과 양방을 결합한 중서 결합의中西結合醫로 나뉘어 있는 삼원화 체계이며, 일본은 한방과 양방이 하나로 합쳐진 일원화 체계란 말입니다."

"이제 좀 이해가 되네요."

다소 딱딱한 이야기일 수도 있지만 한방 의료가 역사적으로 중요한 비중을 차지하고 있는 한국, 중국, 일본의 의료제도를 제대로 알고 있는 사람이 과연 몇이나 될까? 아마도 드물 것이다. 이번 기회에 제대로 알아 두면 평생의 건강관리를 위해 도움이 될 듯해서 정리해 보았다. 이젠 환자 스스로가 똑똑해야 건강할 수 있는 세상이 되었기 때문이다.

인간이라면 누구나 한 번쯤은 거쳐 가야 할 곳이 바로 병원이다. 따라서 이런 내용을 알고 우리나라의 의료제도를 접하면 좀 더 이해하기 쉬울 것이다.

한방 의료제도의 경우 한국, 중국, 일본의 제도가 서로 다르게 발전되고 있음을 알 수 있는데, 한국의 경우는 한의학과 현대 의학이 이원화된 평행형의 체계이고, 중국은 중의학과 현대 의학이 통합되어 기존의 양 체제와 더불어 삼원화된 체계이다. 중국에서는 의료 시술자의 교육·훈련을 통합하는 것을 이상으로 하고 있지만, 아직까지는 중서 결합의의 비중이 낮은 편이다. 한편 일본은 한방 의학이 현대 의료의 틀 속에 포함되어 일원화된 통합체계이면서 한방의 과학화를 위해 매우 힘쓰고 있으며, 일본의 한방의는 모두 서양의학 교육을 거친 의사들이다.

의학의 목적은 동서고금을 막론하고 건강을 증진하고 질병을 예방하며 환자를 치료하는 데 있다. 따라서 이 같은 의학 공통의 목적을 달성하기 위한 과정을 보면 동양의학(한방)적 접근방식과 서양의학(양방)적 접근방식에 차이점도 많지만 서로 중첩되는 부분도 많다는 것을 알 수 있는데, 바로 이 점이 동·서 의학 결합의 가능성을 시사하는 것이고, 나아가 21세기 미래 의학의 탄생을 예고한다고 볼 수 있다. 이렇게 공통부분이 확대되어 나아갈수록 우리나라는 한층 더 수준 높은 의료 환경을 구축할 수 있다.

2

한방(동양의학)과 양방(서양의학)의 차이는 무엇인가?

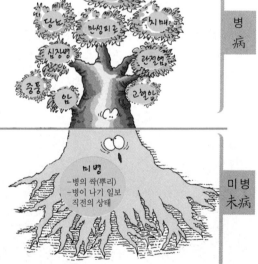

서양의학

1. 치병治病
2. 병인 – 질병疾病 – 치료
3. 변병론치辨病論治
4. 구조(structure) 중심
   – visible(눈에 보이는)
   – microbiology(미시생물학)
5. 귀납적(inductive) 논리 추론

동양의학

1. 치미병治未病
2. 병인 – 병증病證 – 치법
3. 변증론치辨證論治
4. 기능(function) 중심
   – invisible(눈에 보이지 않는)
   – macrobiology(거시생물학)
5. 연역적(deductive) 논리 추론

〈필자가 생각하는 한방과 양방의 차이점〉

동·서 의학은 치료의 방법이 각각 다른데, 그중에서 결정적인 차이라고 한다면 치료의 시점이 될 것이다. 예외적인 경우를 제하고 동양의학은 미병未病(병이 나기 일보 직전의 상태)의 단계에서 병을 고치는 치미병治未病, 서양의학은 이미 병이 온 질병疾病의 단계에서 병을 고치는 치병治病이 그 특징이라고 할 수 있다.

동양의학은 변증론치辨證論治로서 증證(예외는 있겠으나 대체적으로 서양의학의 증후군[syndrome]과 유사한 개념으로 이해될 수 있음)을 변별하여 치법을 논하므로 미병의 단계에서 치료한다. 곧 치미병하는 것이 된다. 반면 서양의학은 변병론치辨病論治로서 '특정 원인 – 특정 질병 – 특정 치료법'의 원리에 따라 질병疾病(disease)으로 판단될 때 비로소 치료에 돌입하는 것이니, 곧 치병하는 것이 되는 셈이다.

서양의학에서는 동양의학의 '증證'을 증상症狀이 아닌 어떤 두 가지 이상의 복합 증후군과 비슷한 뜻을 가진 개념으로 보기도 한다. 즉 증후군이라는 말은 우연보다 빈번히 일어나는 일련의 증상(symptom)들과 징후(sign)들로, 그 원인을 확실히 모르는 경우에 사용한다. 따라서 이와 같은 증의 경우 양방 치료보다는 한방 치료가 더 적합하다고 할 것이다.

여기서 우리는 증상과 징후, 질환과 질병의 정의에 대해 확실히 알아 둘 필요가 있다. 일반적으로 증상은 환자가 주관적으로 경험 또는 호소하는 장애를 말하고, 징후란 의사에 의해 관찰되는 이상을 가리킨다. 질환은 환자와 그 가족들이 인식하고 경험하는 비정상 또는 불편함을 말하고, 질병은 의사가 증상, 징후를 포함한 병태생리, 잠재적 원인 및 각각의 관련성을 모두 아는 경우를 가리킨다.

따라서 결과론적으로 말하면 동양의학은 질환을 위주로 치료하고, 서양의학은 질병을 위주로 치료하는 셈이 된다. 변증론치를 위주로 하는 동양의학은 질병보다는 질환에 더 중점을 두는 치료로 볼 수 있는 것이다. 반면 서양의학은 특정 원인-특정 질병-특정 치료법에 따라 치료하므로 반드시 질병명이 정해져야 치료할 수 있는 특성을 갖고 있는 것이 동양의학과 구별된다.

도올 김용옥 박사는 "동양의학은 Macrobiology(거시생물학)로 invisible(눈에 보이지 않는)한 세계에 대한 엄밀한 고찰이며, 서양의학은 Microbiology(미시생물학)로 visible(눈에 보이는)한 세계에 대한 엄밀한 고찰이다. 따라서 현상(phenomenon)을 인정하면서 동·서 의학東西醫學은 계속 만나야 한다."라고 하였는데, 이는 동양의학과 서양의학의 특징을 잘 표현한 것이라고 할 수 있다. 이처럼 한방에서는 주로 눈에 보이지 않는 기능에 중점을 두어 치료하고, 양방에서는 주로 눈에 보이는 구조에 중점을 두어 치료한다. 결론적으로 한방은 양방의 각종 검사로 확인되지 않으면서 본인은 괴로운, 눈에 보이지 않는 기능성 장애(functional disorder)를 위주로, 양방은 각종 검사로 명확하게 확인되는 기질적·구조적 장애(organic disorder)를 위주로 치료한다고 보면 된다.

양방병원에서 각종 검사를 통한 형태학적 및 생화학적 변화로는 이상이 발견되지 않으면서 환자 자신은 불편하기 짝이 없는 경우 환자들은 상당한 어려움을 겪어야 한다. 이런 경우에는 눈으로 확인할 수 없는 기능의 이상이므로 양방병원보다는 한방병원으로 속히 가서 전문적인 체질 진단과 치료를 받는 것이 현명하다.

그러나 각종 검사를 통해 형태학적 및 생화학적 변화가 나타나 눈으로 확인되는 구조의 이상이 발견되면 즉시 양방병원에서 치료를 받고, 그 후 기능의 회복은 한방으로 하는 것이 효율적일 것이다. 물론 반론이 있을 수도 있으나, 사정이 허락한다면 가능한 범위 내에서 한방병원이든 양방병원이든 각각 세 군데 정도를 내원하여 진찰을 받아 보는 것이 현명하다. 왜냐하면 병원들마다 오진이 있을 수 있고, 의사들마다 견해의 차이도 있을 수 있기 때문이다. 따라서 한방과 양방의 진단과 치료가 둘 다 중요하고 필요하다고 볼 수 있다(단, 상술한 내용들은 필자의 주관적인 생각이고 학자들에 따라서는 다른 견해를 나타낼 수도 있음을 밝혀 둔다).

3

우리나라 환자들이 한방과 양방으로 떠돌아다니는 사례

사례 1. 대장암 사례(인간 전체를 보지 않는 단점)

몇 년 전의 일이다. 60대 초반의 할머니 P씨는 어느 날 아침 화장실에 갔다가 깜짝 놀랐다고 한다. 변을 보고 나서 물을 내리려는 순간 약간의 피가 좌변기에 고여 있는 것이 보였기 때문이다. 피를 보게 되면 사람은 누구나 본능적으로 놀라게 되고 당황하게 된다. 그러나 P씨는 애써 대수롭지 않게 생각하고 동네의 친한 약국에 가서 약사와 상의했다.

"약사님, 대변에 피가 섞여 나오는데 왜 그렇죠? 괜찮겠죠?"

"언제부터 그러셨어요?"

"오늘 아침에 그랬어요. 요즘 신경을 좀 써서 그런지 ……."

"그럼 우선 지혈제를 드릴 테니 드셔 보세요. 이틀 정도 복용할 만큼 드릴게요." ·

P씨는 그 약을 받아 이틀 동안 복용했다. 약을 복용하는 동안은 혈변血便이 멎었다. 그러나 문제는 약을 다 먹은 다음 날부터였다. 약을 복용하지 않으니 혈변이 더 심해지는 것이다. 약국을 다시 갈 것이 아니라 병원에 가서 정확한 진찰을 받는 것이 낫다고 어렴풋이 생각은 했으나 그래도 대수롭지 않게 생각한 P씨는 이웃 사람과 친구의 권유로 용하다고 소문난 한약방에 가서 열흘분의 한약을 지어 복용하고, 쑥 한증탕도 이용했다. 그러나 이번에도 한약 복용 중에는 괜찮았다가 끝나고 나니 또 혈변이 나오는 것이었다. 이때라도 한약방이 아닌 한방병원으로 가서 한의사에게 전문적인 진찰을 받았어야 했다.

그러나 P씨는 또 다른 친구의 소개로 용하다는 개인 의원에 가서 의사에게 증상을 이야기했더니 의사는 약사와 비슷한 대답을 했다. 그 의사는 용하다는 소문대로 오가는 환자들과 간호사에 둘러싸여 무척 분주한 표정으로 대답했다고 한다.

"최근에 과로하셨어요? 연세 있으신 분들은 가끔 그럴 수 있어요. 이틀분의 약을 드릴 테니 드셔 보시고 멎지 않으면 다시 오세요."

환자가 많아 바쁜 의사는 검사도 안 하고 병에 대한 자세한 설명도 없이 약만 이틀분을 P씨에게 주었다. P씨도 의사의 태도로 보아 대수롭지 않으려니 하고 약을 받아 이틀 동안 복용했다. 그러나 역시 앞의 경우와 똑같이 이틀 동안은 혈변이 없다가 또 혈변이 생기는 것이었다. 그야말로 '소문난 잔치에 먹을 것 없다.'는 말이 생각나게 했다. 하는 수 없이 P씨는 스스로의 판단에 따라 개인 의원보다는 규모가 큰 중소병원으로 가서 진료과장에게 그동안의 경과를 이야기했다. 그러나 진료과장은 개인 의원에서 갖고 온 진료소견서만 검토하더니 이렇게 말했다.

"글쎄요. 별다른 검사는 필요 없을 것 같고 약물 치료를 시행해 보고 경과를 보죠. 별일 없을 겁니다."

마침내 P씨는 벌컥 화가 치밀어 올라 터지고 말았다.

"내가 한 달 가까이 혈변 때문에 시달리며 돌고 돌아서 이 병원까지 오게 되었는데 또 그냥 약이나 타서 가란 말이오? 그 흔한 대장 검사인지 뭔지 좀 합시다. 왜 혈변이 나오는지 이유라도 알아야 할 것 아니오!"

"글쎄요. 그럴 필요까지야 있겠습니까만 환자께서 정 그러시다면 검사해 드리죠."

"결과는 언제 나옵니까?"

"일주일 정도면 결과가 나옵니다. 그동안은 이 약을 드십시오."

검사를 하고 다시 일주일이 지난 다음 병원을 찾았더니 아니나 다를까 항문 근처의 직장直腸(대장의 끝 부분) 부위에서 혹이 발견되었으니 큰 종합병원으로 가 보라는 것이었다. P씨는 어이가 없었다. 처음에 약국에서 한약방, 개인 의원, 지금의 중소병원까지 한 달 이상을 돌아다녔는데도 혈변이 낫기는커녕 또 종합병원에 가보라니 도대체 어떻게 해야 할지 엄두가 나지 않았다. 이 상황에서 주변 사람들이 이번엔 또 모모 한의원이 용하다고 소문났는데 차라리 거기를 가 보라고 권유했다고 한다. 그러나 등잔 밑이 어둡다고 정작 P씨에게도 한의사 조카가 있었던 것을 깜빡하고 있었다. 문득 생각이 난 P씨는 급히 조카에게 전화를 걸었다.

"얘야, 여차저차해서 내가 죽을 지경인데 듣자니 모모 한의원이 용하다고 하는데 거길 가도 되겠냐?"

"고모님, 진작 저와 상의를 하셨어야죠. 혈변의 경우는 지혈만 시킨다고 치료되는 것이 아니라 혈변의 원인이 무엇인지부터 정확하게 알고 치료해야 한단 말입니다. 지금처럼 혹이라는 기질적인(구조적인) 것이 눈으로 확인되었으니 한방 의료기관보다는 비교적 큰 규모의 양방 종합병원으로 가서 원인을 정확히 알아보세요. 한방은 양방에서 여러 가지 검사를 했는데도 이상이 없고 본인은 괴로운데 눈에는 보이지 않는 기능적 장애일 때는 큰 도움이 되지만, 지금은 그런 경우가 아닌 것 같습니다. 제가 양의사 친구들에게 물어 보아서 병원을 알아보겠습니다."

그렇게 해서 병원을 수소문한 조카는 며칠이 지난 후 P씨에게 다시 전화를 걸었다.

"고모님, A(이하 A, B, C는 특정 병원과 관계없는 명칭임)라는 병원에 대장을 잘 보는 선생님이 있다고 하니까 같이 가시죠."

"정말이니?"

"그럼요. 아무 걱정 마시고 가서 검사해 봅시다."

그렇게 방문한 병원에서 검사를 했고, 며칠 후 검사 결과가 나오는 날 P씨와 그의 조카는 많이 긴장하였다. 조카는 내심 암이 아니기를 바랐다.

"암입니다. 대장암인데 다행히 초기이지만 전이될 가능성이 있고, 직장 근처라서 수술을 해서 항문을 절제해야 합니다."

"선생님! 제 항문을 잘라 내면 전 어떻게 됩니까? 화장실은 어떻게 가나요?"

"지금 그까짓 항문이 문제입니까? 암이 전신으로 퍼질 수도 있는데. 항문을 잘라 버리면 암도 깨끗하게 사라질 텐데 당연히 잘라 내야죠. 조카 되신다고요? 수술 날짜는 언제로 할까요?"

조카는 순간 이건 아니라는 생각이 들었다. 암이긴 하지만 다행히 초기이고 또 항문에서 5cm 이내의 직장 근처이면 다른 방법이 있을 것이라고 생각했기 때문이다. 물론 의사의 입장에서는 근본적인 치료이고 암이 전이된다는 특성을 고려할 때 일리가 있는 말이었지만, P씨의 조카 입장에서는 고모라는 사람 자체를 먼저 생각하지 않을 수 없었다. 짧은 순간 많은 생각들이 교차했다. 항문을 잘라 내면 의사의 입장에서는 시원스레 한 방에 암 치료가 될 수 있겠지만, P씨는 평생 대변 주머니를 옆구리에 차고 다녀야 되고, 결국 삶의 질은 엉망이 되고 말 것이기 때문이다. 조카는 무엇보다도 P씨의 삶의 질을 유지시켜 드리고 싶었다. 그래서 질병을 치료하는 것도 중요하지만 인간 전체를 보지 않고 말하는 그 의사의 태도가 안타까웠다. 다른 병원을 더 가 보고 싶었다. 조카는 이 분야에서 국내 최고의 권위자 중 한 사람이라는 선생님의 의견을 과감히 따르지 않기로 결심했다.

"고모님, 걱정 마세요. 제가 다른 병원을 알아볼게요."

"여기서 안 되면 다른 데 가도 마찬가지 아니겠니?"

"아닙니다. 적어도 세 군데 정도는 방문해 보고 자신에게 가장 적합한 치료를 할 수 있는 곳에서 치료해야 한다는 게 제 소신입니다. 이 조카를 믿어 보세요. 제가 고모님께 해롭게 하겠습니까?"

조카는 태연한 척하며 P씨에게 믿음과 용기를 주려고 애썼다. 시간이 지체되면 암이 악화될 수 있으므로 조카는 최대한 빨리 정보를 검색하여 다음 날 바로 B라는 병원을 방문했다.

"박사님, 고모님의 상태가 어떻습니까?"

"글쎄요. 항문을 보존하고 수술할 수 있는 확률이 40%, 항문을 잘라 내는 수술을 해야 할 확률은 60% 정도 됩니다. 이조차도 수술을 해 봐야 알 수 있습니다. 암은 하루가 다르게 나빠질 수 있으니 빨리 수술 날짜부터 잡죠!"

환자와 보호자의 입장에서는 정말로 애매한 말이었다. 그래도 A병원보다는 40%의 희망은 있는 듯도 했다. 하지만 조카는 역시 수술을 안 하기로 결정했다. 40%에 희망을 걸고 수술 동의서에 사인했는데 의사가 수술을 하고 나서 항문을 어쩔 수 없이 잘라야만 했다고 말하면 나중에 어떻게 되돌릴 방법이 없기 때문이다. 40%의 희망에 사랑하는 고모를 맡길 수는 없었다. 이렇게 되자 정작 당사자인 P씨는 암보다 피로에 지쳐서 쓰러지기 일보 직전이었다.

조카는 당장에라도 한방 치료를 하고 싶었지만 기질적 장애이고 우선 정확한 원인을 찾아야 했기에 되도록이면 한의학적 진단과 치료는 자제했다. 당시 대학원생으로 공부를 병행하고 있던 조카는 P씨를 집에 모셔다 드리고 나서 자신이 다니는 대학의 의학 도서관으로 들어섰다. 입구에 있는 신문 자판대에 주요 일간지가 가득 차 있었다. 그때 하늘이 도와주신 것인지 '직장암, 항문 절제하지 않고 치료한다(C병원)' 라는 기사가 눈에 들어왔다. 거짓말처럼 다른 네 개의 신문도 이 내용을 주요 기사로 일제히 다루고 있었다. 조카는 기쁨을 주체하지 못하며 다섯 개 신문을 모두 사서 읽고 또 읽었다. 놀랍게도 P씨의 상태와도 일치하고, 한의학과 서양의학을 함께 공부하는 입장에서 검토해 볼 때에도 일리가 있는 내용이었다.

"고모님! 빨리 준비하시고 저와 함께 C병원으로 갑시다."

"또 어디로 가자고? 나 이제 지쳐서 그냥 이대로 죽고 싶다."

환자들이 이런 반응을 보일 때 보호자들은 절망한다. 그리고 짜증이 난다. 물론 환자가 가장 힘들지만 보호자들도 무척 힘들기 때문이다. 그래서 큰 병을 치료하려면 환자, 보호자, 의사가 긴밀하게 협조해야만 한다는 말이 나온 것이다.

"고모님! 제 성의를 봐서라도 갑시다. 이번엔 다릅니다."

조카는 마음을 굳게 먹고 병원을 찾았다.

"박사님! 결과가 어떻습니까?"

"조카께서 고모님을 살리셨군요. 5%의 예외적인 경우를 제외하고는 대부분 항문을 보존하고도 암을 근치根治할 수 있습니다. 그런데 조카 분은 뭐 하시는 분이십니까?"

"한의사입니다. 고모님과 멀리 떨어져 있어서 보살피지 못했습니다. 그간 다른 두 병원을 다녀 봤는데 모두 항문을 절제해야 한다기에 거절하고, 박사님 기사를 보고 바로 찾아왔습니다."

"같은 길을 가는 의료인이시군요. 반갑습니다. 신문 기사가 나가자마자 보셨나 보군요. 이 수술 기술은 러시아에서 우리 병원에 처음 도입되었습니다. 그런데 다른 두 병원에서 왜 자꾸 항문을 절제하려고만 하는지 이해가 안 되는군요. 환자의 입장도 생각을 해야죠. 지금 고모님의 경우는 항문에서 5cm 이내에 종양이 있기 때문에 악성이기는 하지만 항문을 절제하지 않고 치료할 수 있는데 말입니다."

"다른 부작용은 없겠습니까?"

"부작용이 전혀 없을 수는 없겠으나 대변실금大便失禁(대변 조절이 안 되어 의지와 관계없이 나오는 경우)이 있는 것 외에는 괜찮을 겁니다. 대변실금은 양방에선 치료가 어려운 기능성 장애이니 그때는 조카 분께서 한방 치료로 고쳐 드리면 되겠군요."

"맞습니다. 정말 고맙습니다. 박사님의 생각과 제 생각이 일치합니다. 그럼 모쪼록 고모님을 잘 부탁드립니다."

이후 P씨는 수술이 잘 되어 암이 완치되었으며, 대변실금의 증상 역시 한의사인 조카의 철저한 한방 치료로 완치되었다.

고백하건대 이상에서 설명한 P씨는 바로 필자의 고모님이고, 당연히 조카는 필자 본인이다. 고모님은 필자에겐 부모님과도 같은 존재이고 오늘의 나를 있게 해 주신 장본인이기도 하다. 지금도 생각하면 아찔한 순간이었다. 이처럼 사랑하는 가족 중에 암과 같은 위중한 병이 생기면 필자 같은 의료인도 어느 의료기관으로 가서 어떤 치료를 받게 해야 할지 판단하기 힘든 경우가 많다. 그러니 일반인들은 오죽 답답할 것인가.

이 일을 겪으면서 필자는 우리나라 환자들이 진료를 받기 위해서 한방병원과 양방병원을 무한히 떠돌고 있다는 것을 알았다. 즉, 어둠 속에서의 의료 쇼핑을 하고 있는 것이다. 그 일을 계기로 환자들이 병으로 고통 받고, 다시금 병원 때문에 고통 받는, 이중 고통에 시달리고 있는 안타까운 현실을 뼈저리게 인식하게 되었다.

사례 2. 우울증 사례(한의사와 양의사의 협조로 치료가 잘된 예)

60대의 할머니 L씨는 몇 년 전까지만 해도 건강하게 일도 열심히 하고 운동도 열심히 하면서 가족과 주변 사람들과도 정을 나누며 사는 따뜻한 사람이었다. 가끔씩 필자에게도 침구鍼灸(침과 뜸)치료 및 한방 물리요법을 받으러 오곤 했다. 그러나 어느 날 찾아온 우울증이라는 병은 할머니와 가족 모두를 힘든 일상으로 몰아갔다. 어느 날 할머니의 아들이 참다못해 필자의 병원으로 직접 찾아왔다.

"선생님, 어머님이 우울증이 심해져 식사를 통 안 하셔서 하는 수 없이 정신병원에 입원시켰습니다. 선생님께 우울증 치료를 받고 나았다는 사람이 있어서 소개를 받고 이렇게 찾아왔습니다."

"일단 환자의 상태를 봐야 하는데, 어느 병원에 계시나요?"

다행히 할머니가 계신 병원은 우리 병원에서 가까운 곳이었다.

"가까이 계시고 이웃에 사시기도 하니 제가 잠시 시간을 내서 상태를 직접 보고 싶군요."

"바쁘실 텐데 너무 고맙습니다. 이 은혜를 어떻게 갚아야 할 지 ……."

"아직 그런 말을 들을 단계는 아닌 것 같고요. 제가 오늘은 시간이 안 되고 토요일인 내일 퇴근 무렵에는 시간이 될 것 같습니다. 그런데 식사를 안 하신다고 하셨는데 언제부터이고 왜 그러시는지 아십니까?"

"네, 열흘 정도 되었고 저희가 아무리 달래고 애원해도 하루에 한 끼 정도 겨우 드시면서 누가 본인을 자꾸 잡으러 온다는 말씀만 하세요. 해괴하게도 손자들에게 자꾸 죽는 방법을 가르쳐 달라고 해서 애들도 정신적 충격을 받아 하는 수 없이 주변 사람들의 권유로 정신병원에 입원시켰습니다."

"병원에서는 뭐라고 하던가요?"

"우울증에 피해망상이 겹쳐 있는 상태라고 했어요."

"입원한 지는 얼마나 됐습니까?"

"한 달 정도 됐습니다."

"주변 사람들의 권유로 입원했다고 하셨는데 그 주변 사람들이 저와 같은 의료인들이었나요?"

"아닙니다. 그냥 친하게 지내는 사람들이 그쪽에서 효험을 본 적이 있다고 해서요."

바로 이런 점이 우리나라 의료기관 이용 행태에서 나타나는 문제점이다. 환자가 발생했을 때 한방이든 양방이든 적어도 의료인에게 상담을 해야 한다. 그러나 지금처럼 온 가족들의 운명이 달린 중요한 사안을 가지고 주변 사람들의 훈수대로 행동한다는 것은 바람직하지 못하다.

이튿날 약속대로 필자는 할머니의 아들 내외와 함께 정신병원으로 가서 할머니를 만났다.

"할머니, 저 알아보시겠어요?"

"아이고 세상에! 원장님이 웬일이에요, 이곳까지!"

"할머닌 편안한 집 놔두고 왜 여기 갇혀 계세요? 여기가 집보다 편합니까?"

"편하긴 뭐가 편해! 여기서 나를 가두어 놓고 안 보내 주니까 못 가지!"

"가두어 놓는 게 아니라 할머니가 원하시면 언제든지 집으로 갈 수 있어요. 진짜로 할머니를 가두어 두는 것은 바로 할머니의 굳게 닫힌 마음이에요."

"정말이에요? 그럼 나 좀 집으로 보내 주시오, 원장 선생님!"

그제야 아들이 말했다.

"어머니, 집으로 가시면 또 아무것도 안 드실 것 아니에요?"

"할머니, 어떤 게 제일 불편하세요?"

"원장님, 여름인데도 상당히 추워요. (며느리를 바라보며) 애야, 다음번에 올 때는 담요 좀 더 갖고 와라."

"어머님, 여름인데 추우세요?"

"글쎄 자꾸 오한이 드는구나!"

실제로 할머니의 몸은 그야말로 피골이 상접해서 살은 없고 뼈만 앙상하게 남아 있는 상태였다. 당연히 체온 유지에 어려움을 겪을 수밖에 없는 상황이었다. 필자 판단으로는 우선 식사를 잘할 수 있도록 소화기를 강화하는 한방 약물요법이 필요하고, 그 다음에 우울증 또는 피해망상을 치료할 수 있는 한방이나 양방 치료가 필요하다는 생각이 들었다. 한의학의 치료 8법(한汗, 토吐, 하下, 화和, 온溫, 청淸, 소消, 보補) 중 보補법을 활용하여 몸의 원기元氣를 도와 소화기 기능을 강화하여 우선 기력을 회복한 후 신경정신과적인 치료를 하는 것이 순서인 듯했다. 진맥 결과도 실제로 비장脾臟(소화기)과 심장의 맥이 침맥沈脈(진맥의 용어로서 맥에 힘이 없이 가라앉아 나타나는 현상)으로 나타났다. 따라서 이 두 장기의 기능을 강화하여 소화기를 회복한 후 원기를 회복해 우울해지고 피해망상에 사로잡히는 현상을 치료해야 했다.

"그런데 담당 의사 선생님은 어디에 계시죠?"

"만나시게요? 양의사라 한의사를 싫어하실 텐데요. 선생님도 한의사이시니까 양의사를 싫어하시지 않나요?"

"왜 그렇게 생각하시죠? 한의사와 양의사가 싸우는 것만 보셨어요? 너무 그렇게 생각하지 마세요. 치료의 방향이 다를 뿐 환자를 치료하려는 마음은 한의사와 양의사 모두 같습니다. 그러니까 저도 이곳 병원으로 왔지요."

"그렇군요. 저를 따라오십시오. 안 그래도 오늘 면담이 있는 날입니다."

그렇게 해서 정신과 의사를 만나게 되었다.

"선생님, 안녕하십니까? 저는 할머니를 치료했던 사람입니다. 할머니를 치료하시느라 노고가 많으십니다."

"아, 그러세요! 어서 오십시오. 제가 이쪽 병원 근무를 10년이 넘게 했지만 이렇게 자신이 치료하던 환자를 왕진 오신 원장님은 처음 뵙습니다. 더군다나 한방병원 원장님이 양방병원에 오신다는 게 쉽지 않으셨을 텐데 이렇게 방문해 주셔서 고맙습니다."

순간 나는 내가 이곳까지 온 사실보다도 이곳을 방문한 나를 열린 마음으로 환대해 주는 정신과 과장님께 너무나도 깊은 존경의 마음을 갖게 되었다.

"환대해 주시니 고맙습니다. 할머니는 어떤 상태입니까?"

"서양의학으로 볼 때 할머니는 우울증과 피해망상이 같이 있는 증상입니다. 문제는 식사를 잘 못하신다는 점인데, 이것은 저희들로서도 별 방법이 없군요."

"제가 진맥을 해 보았더니 그래도 과장님께서 치료를 잘 해 주셔서 우울증과 피해망상 증세는 많이 호전된 것 같았습니다. 다만 소화기의 맥이 많이 가라앉아 있는 비허증脾虛證(소화기의 기능이 떨어져 있는 상태)으로 진단되었습니다. 이 부분은 한방 약물치료가 필요한데 이곳 양방병원에서 한방 약물치료를 해도 괜찮을지요?"

"아, 그렇습니까? 이곳이 양방병원이라고 해서 한약 치료를 병행하지 못할 이유는 없습니다. 원장님 말씀을 듣고 보니 일리가 있군요. 보통 한약과 양약을 병행할 때는 양약부터 복용하고 30분 후에 한약을 복용하지 않습니까?"

"네, 과장님이 잘 알고 계시군요. 함께 치료를 할 수 있다면 좋겠습니다. 제가 처방한 한약을 과장님이 처방하신 양약과 함께 복용하게 하면 좋은 효과를 볼 수 있을 것 같습니다."

"예. 실제 서양의학에서도 이런 눈으로 확인할 수 없는 기능의 문제는 한의학적 치료와 유사한 시술을 많이 합니다. 저 또한 병행하면 좋은 치료가 될 수 있을 거라고 봅니다. 사실 저희 집안에도 한의사가 몇 명 있는데, 그들과도 자주 만나 한의학적 이론과 치료법에 대한 자문을 구하고 있습니다."

그 후 할머니는 정신병원 과장님의 양방 치료와 필자의 한방 약물치료를 병행한 결과 6개월이 넘게 걸릴 것이라던 입원 기간이 3개월로 단축되었고, 현재는 퇴원하여 예전과 비슷한 수준으로 일상생활에 지장 없이 잘 지내고 계신다. 한·양방의 합동 작전이 환자 하나를 살린 셈이다.

건강수명을 줄이는 대표 질환 25가지의 한·양방 치료 및 예방

0

건강수명을 찾아서

　'건강수명'이란 평균수명에서 질병을 앓은 기간을 뺀 것으로, 다시 말하면 '질병(disease)과 불구(disableness) 없이 사는 수명'을 가리킨다. 선진국에서는 평균수명보다 건강수명을 더 중요한 지표로 인용하곤 한다. 즉, '얼마나 오래 사느냐'인 평균수명이 아니라 '실제로 건강하게 활동하며 산 기간이 얼마나 되느냐' 하는 건강수명에 더 큰 가치를 둔다는 말이다. 세계보건기구인 WHO의 보고서에 따르면 2001년 한국의 건강수명은 66세로 세계 32위, 일본은 73.8세로 세계 1위로서, 일본의 건강수명이 우리나라보다 7.8세 더 길다.

　또한 2000년 우리나라 통계청 자료에 따르면 한국의 평균수명은 남자 71.7세, 여자 79.2세이고, 같은 해 일본 후생성 발표에 따른 일본인의 평균수명은 남자 77.6세, 여자 84.6세이다. 따라서 일본은 건강수명과 평균수명 모두 세계 1위의 최장수국이라는 지위를 누리고 있다는 말이 된다. 우리가 일본을 제치고 건강수명과 평균수명 모두 세계 1위의 국가가 되려면 우리나라 국민 사망 원인의 대부분을 차지하는 4대 성인병(암, 중풍, 심장병, 당뇨)과 그 원인이 되는 비만의 5대 질환을 포함한 25가지 주요 질환에 대한 이해와 그 예방 및 조기 발견, 조기 치료가 반드시 선행되어야 한다.

이 책에서 우리의 소중한 삶의 질을 떨어뜨리고 건강수명을 해치는 주요 5대 질환인 암, 중풍, 심장병, 당뇨, 비만을 비롯한 25가지 질환의 한·양방 비교 및 그 예방대책 등을 강구해 보고자 하는 것도 이런 까닭에서이다. 특히 이 책에서 제시하는 25가지 질환의 예방법과 건강수칙은 우리가 일상생활에서 충분히 실천할 수 있는 내용들이므로 평상시 실천에 옮기기만 한다면 좋은 건강 나이를 가질 수 있을 것이다.

본문에서 설명하는 '한방상식' 부분의 약차요법은 반드시 부록의 〈한·양방 건강 실천법〉에 설명되어 있는 '약차 복용 시 숙지해야 할 내용'(p.240)을 잘 읽어 보고 과학적인 방법으로 제대로 실천해야 한다. 그래야만 비로소 질병을 예방하고 건강을 더욱 증진시키는 치미병의 삶을 누릴 수 있을 것이다.

1

암

몇 년 전 여름, 친척 어른에게서 한 통의 전화가 걸려 왔다.

"응, 날세. 내가 글쎄 폐암에 걸렸다네. 사람은 이렇게 멀쩡하게 살아 있는데 말이야. 모레가 수술 날짜인데 그래도 조카한테 상의해 보고 결정하려고 이리 전화를 했네."

화들짝 놀라서 할 말을 잃은 필자에게 친척 어른께서는 변명을 하셨다.

"바쁠까 봐 그랬지. 또 여기서도 여러 검사를 했으니 맞겠지 뭐. 수술해서 한쪽 폐를 절제해야 한다고 하더군. 수술 안 하면 당장 죽느냐고 물었더니 꼭 그렇지는 않다고 그러네. 마음이 싱숭생숭하네."

"물론 그쪽 병원에서도 자세하게 검진한 후 내린 결정이겠죠. 그래도 병원마다 진단장비, 치료방법 등이 다 다르니 다른 병원한 군데만 더 가서 상의해 보고 거기서도 같은 이야기가 나오면 수술하는 것이 더 신중한 방법인 것 같습니다."

"집에서도 그런 이야기를 하더구나. 내가 평소에 담배를 많이 피운 것도 아니고, 그렇다고 심한 과로를 한 것도 아니고, 또 사람이 이렇게 멀쩡하고 체중도 줄지 않았으니 말이야. 그저 먼지가 나는 데서 노동일 잠시 한 것뿐인데……."

"그러시면 수술은 연기하시고 정확한 진단을 위해 자료를 가지고 다른 병원에 빨리 가서서 꼭 상담을 받으시고 연락 주세요."

며칠 후 친척 어른에게서 다시 전화가 왔는데 그 답변이 정말로 다행스럽기도 하고, 한편 당혹스럽기도 했다.

"정말로 고맙네. 다른 병원에서 추가적인 검사를 했는데, 글쎄 폐암이 아니고 폐에 돌이 차 있었다고 하지 뭔가. 자네 말 듣지 않고 덜컥 수술했으면 정말 멀쩡한 폐 하나만 도려낼 뻔했어. 이쪽에서는 돌 제거하는 치료를 하면 곧 좋아질 거라고 해."

누구라도 암에 걸렸다는 말을 들으면 겁을 먹고 우왕좌왕할 수 있다. 그러나 이런 경우처럼 아주 드물기는 하지만 오진이 있을 수도 있고, 또한 조기 발견하여 치료하면 완치될 수도 있는 것이 바로 암이다. 이런 경우는 극히 예외적인 경우로 다행이라고 생각되나, 암이 무섭다면 지금부터라도 한·양방에서 제시하는 암 예방수칙을 꾸준하게 지켜 나가야 한다. 그것이 암의 두려움에서 벗어날 수 있는 최선의 방법일 것이다.

암癌(Cancer) ···

우리나라 국민의 주요 사망 원인의 순서를 매기자면 암, 중풍 등 뇌혈관 질환, 심장 질환, 당뇨병 순인데, 이 중에서 암이 1위로 약 25.6%이다. 뇌혈관 질환, 심장 질환에 의한 사망은 점차적으로 감소하고 있으나 암에 의한 사망자는 계속 증가하고 있으며, 통계치로 보면 우리나라 사망자의 4명 중 1명이 암으로 사망하고 있다고 볼 수 있다. 이처럼 무서운 암 치료법은 역시 예방이 최고다. 평소 건강수칙을 잘 지켜서 암에 걸리지 않도록 해야 하고, 설령 암에 걸렸다고 해도 조기 발견·조기 치료하면 완치율이 높으므로 나타나는 증상을 정확히 숙지하여 대처해야 한다.

6대 암의 증상은 다음과 같으나 암이 진행된 경우에도 이런 증상들이 안 나타나는 경우가 흔하므로 금연, 간염 예방접종과 함께 증상이 없는 경우에도 암 예방 정기검진을 받는 것이 원칙이다.

(1) 위암 : 상복부 불쾌감, 식욕 부진, 소화 불량 등이 있을 수 있다.

(2) 폐암 : 마른기침이 계속되거나 피가 섞인 가래가 나올 수 있다.

(3) 간암 : 오른쪽 상복부의 묵직한 통증, 체중 감소 및 식욕 부진이 있을 수 있다.

(4) 유방암 : 통증이 없는 멍울이 만져질 수 있고 젖꼭지에서 출혈이 있거나 비정상적인 분비물 등이 나올 수 있다.

(5) 자궁암 : 질에서 이상 분비물이 나올 수 있고 월경이 아닌데 하혈을 할 수 있다.

(6) 대장암 : 점액변 또는 혈변이 나오고 배변 습관에 변화가 있으면서 변을 보아도 또 보고 싶은 잔변감이 있을 수 있고, 빈혈 때문에 어지럼증이 있을 수도 있다.

한방에서 암을 인식한 예로 볼 수 있는 것은 아래와 같은 것이 있으며 각각의 원인, 증상, 진단, 예후, 식이 요법 및 생활양식, 치법, 치방治方 등이 책에 기록되어 있다. 한의학에서는 암을 '암 嵒·암巖' 등으로 불렀는데 '음저陰疽', '석저石疽' 등도 악성 종양인 암과 공통된다고 볼 수 있으며 '적취積聚', '징가癥瘕', '현벽痃癖' 도 암과 상통되는 용어이다.

(1) 사절지일四絶之一(외과에서 네 가지의 불치지증인 외과불치지증外科 不治之證의 하나라는 의미)

설감舌疳(설암舌癌, 혀에 생기는 암), 실영저失營疽(경부頸部의 암, 목 부위의 암), 유암乳巖(유방암), 신암번화腎巖翻花(신장암)

(2) 견순繭脣(순암脣癌, 입술에 생기는 암에 해당)

(원인) 비위脾胃에 화火가 축적蓄積되어 울결鬱結(맺힌다는 의미) 되기 때문이다.

(식이요법 및 생활양식) 지방성 음식물, 닭고기, 거위고기, 양고기, 새우, 게 및 비린내 나는 해어류海魚類를 금禁하고 적두赤 豆, 호밀, 생랭물生冷物(날것과 찬 음식), 오이, 과일 등을 피하며 성생활을 자제하고 분노를 삼가야 한다.

(치방) 청량감로음, 양격산 등

(3) 설감舌疳(설균舌菌, 혀암)

(원인) 심장心臟과 비장脾臟에서 발생되는 화독火毒이 응결凝結

(응고되어 맺힘)되기 때문이다.

(식이요법 및 생활양식) 지방성 음식물, 술, 훈제고기, 닭고기, 거위고기, 양고기, 조개, 복어河豚, 새우, 게 및 비린내 나는 해어류 등을 피한다. 또한 근심, 걱정 또는 깊은 생각을 삼가고, 정신을 안정시킨다. 또한 뜻한 바를 고착固着해야 하며 마음에 동요를 가져서는 안 된다.

(치방) 북정단, 도적탕, 귀비탕, 청량감로음

(4) 석영石瘿(갑상선암)

(5) 열격噎膈(식도암)

(6) 위완옹胃脘癰, 위독옹胃毒癰, 음벽飮癖, 열격噎膈, 반위反胃 위암胃癌에 해당되는 용어들이며, 그 원인은 담음痰飮(인체 내의 비정상적인 체액), 식적食積(음식 등이 소화되지 않고 쌓인 것), 사혈死血(혈소판 응집 등에 의한 어혈)에 의한 괴塊의 형성으로 볼 수 있다. 특히 위완옹(옹癰은 몸의 겉층과 장부 등이 곪는 병증)은 위의 내부에 옹종癰腫(곪아서 부어오른 것)이 발생하는 병으로서 열기가 위에 집결하여 생긴다.

반위를 송宋의 『태평성혜방太平聖惠方』과 명明의 『경악전서景岳全書』에는 '반위反胃'로, 수隋의 『제병원후론諸病源候論』에서는 '위반胃反'으로, 그리고 금원金元 시대의 『단계심법丹溪心法』에서는 '번위翻胃'로 불렀다.

이처럼 한방에서는 암이 주로 칠정七情(喜怒憂思悲恐驚)의 울결과

음식실절飮食失節(음식을 절도 있게 먹지 못함) 등에 의해서 발생한다고 보고 있어 현대의 심신의학心身醫學적 개념과 식생활 패턴이 많이 적용되고 있음을 알 수 있다. 또한 사상체질별로 위암은 소음인, 폐암은 태음인 등 통계적으로 많이 발생하는 암을 구분하여 체질과 식생활 및 생활 패턴 등을 미리 수정함으로써 잘 걸리는 암에 대비하여 예방하는 쪽으로 이론이 많이 발달되어 있다.

따라서 암 발생 후의 치료보다는 '적취積聚(배 속에 덩이가 생겨 아픈 병증)', '징가癥瘕(아랫배 속에 덩이가 생긴 병증)', '현벽痃癖(적취의 하나로 배꼽 부위와 갈비 아래에 덩이가 생긴 것을 통틀어 말함. 『동의보감』에서는 적취, 징가, 현벽이 실제로는 같은 것이라고 설명하고 있음)', '음저陰疽(살 또는 근육과 뼈에 고름집이 생겨 그곳의 몸 겉면이 현저하게 두드러지지 않는 음증陰證에 속하는 것)', '석저石疽(목·무릎 등 온몸에 돌처럼 고름집이 생긴 것으로 결핵성 임파절염, 일부 종양 등이 포함됨)' 등의 미병 현상을 미리 치료하는 치미병의 방향으로 약물치료 및 침구요법, 체질 식이요법 및 운동요법, 약차요법 등의 치료방법이 발달되어 왔다.

한방상식

암 예방에 도움이 된다고 알려진 약차로는 크게 영지, 운지, 비파엽차, 녹차 등이 있으며, 자세한 복용 관련 내용은 부록을 참고하기 바란다.

단, 약차는 예방 목적으로만 복용하는 것이 좋고, 일단 암에 걸리면 이런 약차요법을 실시하지 말고 전문적인 치료에만 전념해야 한다. 또한 약차에 의존한다고 하여 모든 암이 다 예방되는 것은 아니므로 무엇보다도 평소의 생활수칙과 정기적인 검진을 소홀히 해서는 안 된다.

양방으로 보는 암

치료법은 크게 네 가지로 수술요법, 방사선요법, 항암화학요법, 생물학적 요법이 있다.

1) 수술요법

외과적 수술로 암을 절제해 내는 방법으로서 암에 대한 가장 오래된 치료법이며, 현재에도 대부분의 고형 악성 종양 치료의 근간이다.

2) 방사선요법

전리방사선을 이용하여 암을 치료하는 방법으로서 수술요법과 마찬가지로 국소의 종양을 치료하는 국소요법이다.

3) 항암화학요법

수술요법과 방사선요법은 국소의 종양을 제거하는 국소요법인데 반해 항암화학요법은 약물을 투여하여 전신의 암을 동시에 치료하고자 하는 전신요법이다.

4) 생물학적 요법

일차적으로 암세포에 대한 인체 스스로의 방어기전을 이용해서 항암 효과를 나타내는 방법 또는 자연적인 인체의 생성물질을 이용해서 암을 치료하고자 하는 방법들을 포괄적으로 표현하는 치료방법이다.

양방에서 말하는 6대 암 예방법은 다음과 같다.

1) 위암

① 정기적 위 검사를 통해 WHO에서 위암의 발암 인자로 규정하고 있는 '헬리코박터 파일로리균'의 감염 여부를 파악해야 한다. 위 내시경 검사, 요소 호기呼氣 검사(내시경 검사 또는 혈액 검사를 받지 않고 숨 쉬는 공기만으로 검사하는 것으로서 호흡을 통해 배출되는 이산화탄소를 측정하는 방법), 혈액 검사 등으로 감염 여부를 파악할 수 있다. 이 균에 감염되었으면 서둘러 치료하는 것이 좋고, 항생제 및 제산제 등의 약물을 1~2주 정도 복용하면 90% 이상 완치 가능하다.

② 짠 음식과 탄 음식을 먹지 않는다.

③ 40세 이상의 모든 성인 남녀는 조기 진단을 위해 적어도 1년에 한 번씩 위 엑스선 조영 검사 또는 내시경 검사를 받는다.

2) 폐암

① 전체 폐암의 85% 이상이 흡연 때문에 일어나므로 우선 담배부터 끊어야 한다.

② 조기 진단을 위해 정기적인 폐 엑스선 검사를 실시하여 종양의 유무를 체크한다.

3) 간암

① 우리나라에서 확인되는 간암의 대부분은 '간염 → 만성 간염 → 간경변증 → 간암'의 과정을 거치므로 간암을 예방하려면 간염에 걸리지 않도록 주의하고, 일단 걸렸으면 확실하게 치료해야 한다.

② 술이 간염과 간경변의 주요 요인이므로 절주 또는 금주한다.

③ 정기검진 대상은 남자 30세, 여자 40세 이상으로서 6개월마다 의사의 지시에 따라 복부 초음파 검사와 AFP(알파태아단백) 검사를 받는다.

4) 유방암

① 유방암은 정확한 원인이 밝혀지지 않아 조기 진단 이외에 확실한 예방책은 없다. 그러나 비만이 되지 않도록 하고, 콩 섭취를 통해 에스트로겐의 활동을 억제하며, 섬유질이 풍부한 음식과 비타민이 많은 야채·과일을 섭취하고, 술

과 담배를 멀리하고 규칙적으로 운동하면 유방암 예방에
도움이 된다.

② 30세 이상의 모든 여성은 생리 끝난 후 3~7일 사이에 유
방에 멍울이 만져지는지, 유두에서 피 또는 분비물이 나오
지 않는지 자가검진을 해야 한다. 35세부터는 2년마다 의
사의 진찰을 받고, 40세 이상의 여성은 1~2년 간격으로
의사의 진찰을 받고 유방 촬영을 하는 것이 필요하다.

5) 자궁경부암

① 30세 이상의 여성은 2년마다 자궁경부 질 세포 검사를 시
행하여 인두유종 파필로마 바이러스를 조기 발견하고 치
료한다.

② 건전한 성생활을 한다.

6) 대장암

① 가공식품과 육류의 섭취를 줄이고 채소와 과일 섭취를 늘
리는 식생활의 변화가 중요하다.

② 평소 적절한 운동으로 비만을 예방한다.

③ 50세 이상인 경우 5~10년마다 대장 내시경을 이용한 검
진을 실시한다.

2

중풍(뇌졸중)

어느 날 진료실에 K라는 40대 남자가 황급히 들어왔다.

"선생님, 오늘 아침에 갑자기 아래쪽 눈꺼풀이 실룩거리는데 이거 혹시 중풍 아닙니까?"

"눈꺼풀이 실룩거린다고 해서 다 중풍이 오는 건 아닙니다. 일단 자세히 검진을 해 봐야죠."

"그래요? 저는 중풍인 줄 알고 벌써 우황청심원을 복용했습니다."

"우황청심원이 어떤 약인지 알고 드셨나요?"

"중풍에 먹는 약 아닙니까?"

필자는 순간 답답하기도 하고 화가 나기도 하고, 한편으로는 한심하다는 생각이 들었다. K라는 환자가 한심한 게 아니라 우리나라 의료 관행이 한심했던 것이다. 또한 한의사의 한 사람으로서 대국민 홍보에 부족했던 나 자신에 대해서도 반성하지 않을 수 없었다. 우황청심원은 결코 중풍에 만병통치약이 아니다. 실제로 K씨의 경우 우황청심원이 맞지 않는 열증熱證·실증實證에 해당되는 경우였다. 우황청심원은 한의학적으로 중풍의 허증虛證·한증寒證에 쓰는 처방이다. 그 이유는 처방에 포함된 약물들의 약성藥性이 온성溫性인 것이 대부분이기 때문이다. K씨는 고혈압이 있는 경우이므로 우황청심원이 오히려 해로울 수도 있는 상황이었다.

"그 약이 부분적으로 중풍을 예방하고 치료하는 처방은 맞는데 환자 분한테는 맞지 않습니다."

"아니, 중풍에 우황청심원이 안 맞는 사람도 있습니까?"

"그럼요. 우황청심원을 복용해야 하는 경우는 기혈氣血의 부족으로 혈관 내의 혈액순환이 안 되어 어혈瘀血(혈액순환을 방해하는 피찌꺼기)이 오래 정체되어 열熱로 바뀌고 열담熱痰(열이 동반된 끈적끈적한 가래와 같은 병리적인 물질)이 형성돼서 혈관을 막을 때입니다."

"그럼 궁금해서 그런데 우황청심원에는 도대체 어떤 약물들이 들어가는 겁니까?"

"간단히 설명하자면 인삼, 백출, 감초, 산약, 대조, 신곡, 당귀, 천궁, 행인, 방풍 등 성질이 따뜻한 약물들이 대부분이죠. 따라서 중풍의 한열허실을 막론하고 응용하는 것은 한의학적 측면에서 볼 때 매우 위험하죠."

중풍이란 뇌조직에 혈액 공급을 하는 뇌혈관이 막히거나 터져서 국소 뇌조직의 기능을 잃어 신체 부위에 장애를 일으키는 현상으로 양방에서는 뇌졸중, 한방에서는 중풍이라고 부른다. 우리나라 사망 원인 중 암에 이어 제2위를 차지하며, 향후 시급히 연구되어야 하고 국민 계몽이 이루어져야 할 질환이다. 중풍의 경우 양방에서는 우선 CT, MRI 등의 촬영을 거쳐 뇌혈관이 막혔는지 아니면 터졌는지의 기질적 변화를 살펴보고 병명을 결정하여 치료하게 되며, 한방에서는 환자에게서 나타나는 한열허실의 증상을 우선적으로 발견하여 적합한 약물치료 또는 침구요법 등을 실시하게 된다. 한방과 양방의 경계가 없어지는 요즘, 필자의 경우에도 뇌경색(뇌혈관이 막히는 경우)과 뇌출혈(뇌혈관이 터지는 경우)을 구분하여 처방을 내린다.

흔히 말하는 중풍으로 환자가 갑자기 쓰러지면 한방·양방병원을 구분하지 말고 곧바로 119에 연락해서 발병 후 적어도 2시간 이내에 응급 시설이 잘 갖추어진 응급실로 옮겨야 한다. 뇌출혈의 경우는 물론이고, 뇌경색의 경우도 늦어도 3시간 이내에 혈전血栓(thrombus, 혈관을 막고 있는 핏덩어리로 흔히 '피떡'이라고 함)을 녹여야만 치료가 가능하기 때문이다. 뇌졸중의 예후는 발작 후 3시간 이내에 어떻게 적절한 치료를 받았는가에 따라 달라진다. 따라서 이 단계에서는 한방이냐, 양방이냐를 구분할 필요가 없다. 한방 치료를 받을 건지, 양방 치료를 받을 건지는 그 이후에 결정할 문제이다. 곧 "Time is brain."으로 시간을 놓치면 인체에서 가장 중요한 뇌를 잃고 마는 것이다.

앞의 이야기로 돌아가서 결국 우황청심원은 중풍의 허증·한증에 쓰는 처방이고 열증·실증에는 적합하지 못하기 때문에 이것만 믿고 있다가는 앉아서 큰일을 만드는 꼴이 되고 만다. 우황청심원을 서양의학적으로 설명하자면, 뇌경색으로 오는 중풍에 쓰는 처방일 수는 있으나 고혈압·뇌출혈에 의한 중풍에는 결코 적합하지 않다는 말이 된다.

TⁱP **중풍**

중풍은 단일 질환으로는 한국인의 최대 사망 원인이기도 하며, 우리나라를 비롯한 동양인 5명 중 1명이 이 병으로 생명을 잃을 정도로 위중한 병이다. 최근 인하대학교 의과대학 사회의학교실 홍재운 교수 팀의 연구에 따르면, 질병별 한국인의 질병 부담률에서 중풍이 암을 제치고 50세 이상 고령층의 질병 부담률 제1위 질환으로 밝혀졌다. 이와 같이 암과 중풍은 한국인 사망 원인의 수위를 다투는 질환들이며, 매년 5만 명 정도의 생명을 빼앗아 가므로 한국인 2명 중 1명은 궁극적으로는 암 또는 중풍으로 사망한다고 볼 수 있다. 앞서 설명한 암의 경우는 중풍보다는 예방이 어렵고 또한 부위에 따라 조기 발견이 어려운데, 그 이유는 암을 일으키는 원인이 다양하기 때문이다. 하지만 중풍은 누구에게나 통용되는 예방수칙(부록 참고)이 있고, 이러한 수칙을 잘 지키면 충분히 예방할 수 있다는 점에서 암보다는 예방하기 쉽다는 장점을 가지고 있다. 즉, 고혈압을 잘 관리하고 금연하며 규칙적으로 운동을 하고 짠 음식을 피하는 등 건강한 생활 습관을 유지하는 것이 최선의 예방책이다. 거듭 강조하지만, 무엇보다 중요한 것은 일단 중풍 환자가 발생하면 주변에서 '이것을 먹여라, 어떻게 해라'라는 말을 듣느라 황금보다 중요한 분초를 낭비하지 말고 119를 불러 환자를 재빨리 응급실로 옮겨서 2시간 이내에 응급처치를 해야만 한다는 것이다.

한방에서는 중풍이 오는 기미를 보이는 전조 증상을 미리 발견하여 병이 나기 전에 치료하는 것에 중점을 둔다. 즉, 중풍이 쉽게 걸릴 수 있는 체질과 원인 인자를 미리 찾아내어 제거하는 데 치료의 주안점을 두고 있다는 말이다. 중풍 전조증이란 중풍이 오기 전에 나타나는 여러 가지 증후군들을 말하는 것으로, 한방에서는 아래와 같은 것을 그 증후로 보고 있다.

따라서 다음의 증상이 나타난다거나 위험 인자를 하나라도 가지고 있다면 한방병원에 내원하여 전문적인 체질 검사와 진단을 통해 조기 치료를 받아야만 중풍을 미리 예방할 수 있다. 부탁하고 싶은 것은, 증상이 나타나면 무조건 한방 의료기관만을 고집하지 말고 양방 의료기관으로도 가서 자세한 진찰을 받은 후 양쪽의 의견을 모두 존중하여 적절한 대비책을 세우라는 것이다. 한방에서는 한약 약물요법, 침구요법, 레이저침치료, 한방 물리요법, 체질 식이요법 및 운동요법, 사상체질 치료 등으로 중풍을 미리 예방하고 치료한다.

〈중풍의 전조 증상〉

① 갑자기 한 번씩 머리가 어지러운 경우
② 귀 안에서 까닭 없이 소리(풍향風響, 바람 소리)가 나는 경우
③ 한 번씩 눈앞에 무엇이 지나가는 것처럼 보이는 경우
④ 잠 잘 때 입에서 침이 흐르는 경우

⑤ 갑자기 기억력이 떨어지는 경우

⑥ 손이 떨리거나 저리고 마비되는 경우(특히 첫째, 둘째 손가락
  이 마비되는 경우)

⑦ 이유 없이 근육이 떨리거나 마비되고 당기는 경우

⑧ 기타 중풍의 위험 인자로 유전 인자, 고혈압, 당뇨, 비만,
  고지혈증, 흡연, 심장 질환 등을 지니고 있을 때

한방상식

중풍의 예방 및 치료에 도움이 되는 약차로는 감국차, 천마
차 등이 있으며, 자세한 내용은 부록에 있으니 참고하여 복용하
면 된다.

양방으로 보는 중풍

뇌졸중이 위중한 질병이기는 하지만 예방수칙을 잘 지키면 예
방할 수 있고, 조기 치료를 잘하면 거의 정상으로 회복 가능하다.
그러나 공식적인 한방 또는 양방 의료기관이 아닌, 검증되지 않은
민간요법 등을 믿고 따르느라 시간을 허비하다가 정작 의료기관
에 내원했을 때는 이미 적절한 치료 시기를 놓쳐 버린 환자도 많
다. 따라서 무엇보다도 뇌졸중에 대한 정확한 이해가 필요하다.

양방 치료로는 약물치료(항혈소판제제, 항응고제제, 혈전용해제제 등),
수술치료, 재활치료 등이 있으며 한·양방 모두 평소의 건강관리

를 통한 예방이 최선의 치료임을 알 수 있다.

뇌졸중의 예방법은 다음과 같다.

(1) 뇌졸중의 위험 인자 중 고혈압은 발견되는 즉시 의사와 상담하여 적절한 대책을 세워 치료한다.

(2) 심장 질환 중 심방세동心房細動과 판막 질환이 특히 위험한데, 이런 증상이 보이면 우선 색전증塞栓症(embolism)을 막아야 한다. 따라서 의사와의 상담에 따라 항응고제를 사용한다.

(3) 고지혈증, 당뇨병 증세가 있는 사람은 평상시 그 조절을 철저하게 하여 동맥경화증 진행을 막는다.

(4) 비만을 방지하고 항상 표준체중을 유지한다.

(5) 흡연은 심혈관 질환, 뇌혈관 질환에 매우 위험한 인자로 알려져 있으므로 뇌졸중 환자는 반드시 금연한다.

3

심장병

　필자는 아침 운동으로 조기 축구를 꾸준하게 해 오고 있다. 축구는 일견 과격해 보이기도 하지만, 부상만 조심한다면 유산소운동으로 이만한 운동은 없다 싶을 정도로 근력 강화와 심폐지구력 향상에 좋다. 지나친 골 욕심과 승부욕만 없앤다면 그야말로 심장을 튼튼하게 하는 최상의 운동이라고 자부한다. 실제로 필자와 함께 운동하는 사람 중에는 내일모레 여든을 바라보는 나이인데도 매일 아침 축구를 즐기는 축구회 고문님이 한 분 계시다. 정말 놀라운 일이 아닐 수 없다. 20대부터 60대까지 다양한 연령층의 회원들이 아침 운동을 하는데 79세의 나이인데도 전혀 지친 기색이 없이 오히려 젊은 회원들에게 한 수 가르쳐 주려고 애쓰시는 모습을 볼 때 필자는 너무나 가슴이 벅차고 기분이 좋다. 이유인즉, 나도 80세 이상까지 저렇게 축구를 즐길 수 있겠구나 하는 희망이 생김과 동시에 내 주변에서 이렇게 평소의 건강관리를 통해 건강한 삶을 살고 계시는 분을 본다는 그 자체만으로도 큰 행복이기 때문이다.

심장병 부분에서 이 이야기를 하는 데는 그만한 이유가 있다. 실제로 건강검진 등의 목적으로 고문님이 필자의 한방병원으로 내원하신 적이 있었는데, 심장 기능을 위주로 혈관 상태와 신체나이를 체크해 본 결과 놀랍게도 50대로 나왔기 때문이다.

이처럼 우리가 중시해야 되는 부분은 '산술적인 나이'가 아니라 실제적인 몸 상태를 나타내는 '신체나이(건강나이, real age)'이다. 고문님은 평소에 술, 담배를 안 하시고 수십 년 동안 꾸준히 매일 아침 1시간 정도씩 축구라는 유산소운동을 젊은 회원들과 함께 웃고 즐기면서 해 오신 것이다. 고문님과 필자가 나눈 대화는 많은 것을 생각하게 한다.

"고문님, 그 연세에 이렇게 뛰시면 피곤하지 않으십니까? 친구분들 중에도 요즘 고문님처럼 축구하는 분들이 계십니까?"

"내 친구들? 축구가 다 뭐야. 술, 담배 많이 하고 운동 안 하더니 벌써 다 죽었고 나 혼자 남았지!"

건강한 삶을 살기 위해서 무엇을 먹고 무엇을 해야 하는가, 건강수명을 늘리기 위해서 어떤 운동을 해야 하는가 하는 방법은 이미 다 알려져 있다. 그런데 이런 건강수칙을 알고는 있으나 대부분이 실천으로 옮기지 못하고 있다는 것이 안타까울 뿐이다. 심장병도 마찬가지이다. 일단 병이 오고 난 다음에 '어떤 치료가 좋다더라, 어느 병원이 잘 한다더라, 어느 의사가 용하다더라' 와 같은 이야기는 별반 도움이 되지 못한다. 그런 말을 하기 전에 평소에 '비만'과 같은 원인 인자를 없애는 유산소운동을 30분이라도 더 하는 것이 실제로 생명을 위협하는 질병들을 예방하는 지름길이다.

심장병

중풍으로 갑자기 쓰러졌을 때 집에서 다른 조치를 취하거나 한·양방을 돌아다니며 시간을 허비하지 말고 곧바로 119로 연락해서 환자가 발병 2시간 이내에 재빨리 응급처치를 받게 해야 한다고 설명했는데, 심장병은 이보다 더 위급하다. 심장병은 돌연사의 위험성이 있으므로 수분 이내에 생사가 결정될 정도로 촉박한 응급 상황이 올 수 있다. 따라서 더욱 신속한 대처가 필요하다. 결국 심장병의 경우는 평소의 건강수칙이 생명을 지키는 길이라는 점을 명심해야 할 것이다.

한방으로 보는 심장병

한방에서는 심장병을 체내의 병리적 산물인 어혈과 담음痰飮(인체 내의 비정상적인 가래처럼 끈끈한 체액)이 심장으로 가는 경락인 수소음심경手少陰心經을 막았기 때문에 발병하는 것으로 본다. 따라서 치료 역시 이러한 어혈과 담음이 애초에 몸 안에서 생기지 않도록 체질을 개선하는 데에 중점을 둔다. 특히 한방에서는 상대적으로 심혈관계가 예민한 체질인 소음인, 어혈과 습담이 많은 체질인 태음인, 평소에 화열이 많은 소양인 등으로 나누어 각 체질에 맞게 감정 조절법과 올바른 식이요법, 운동요법 등을 제시해 애초에 심장병이 발생하지 않게 하는 데에 역점을 둔다. 심장병의 원인인자가 있으면 미리 그것을 제거하는 치료라고 볼 수 있다. 평소에 자신의 체질에 맞는 심장병 예방 약차요법(부록 참고)을 꾸준히 시행하는 것도 그 방법의 한 예가 될 수 있을 것이다.

물론 심장병이 발병했을 때의 치료법 또한 다양하게 개발되어 있는데, 성인병의 경우는 대부분이 오랜 세월에 걸쳐 축적되어 온 원인들의 결과물이므로 이러한 원인 인자들을 찾아 잘 치료하면 심장병도 치료될 수 있다는 원리에서 출발하고 있다.

일단 심장병이 의심되면 한방에서는 망문문절望聞問切(망望은 환자의 모습을 눈으로 관찰하는 진찰법, 문聞은 환자의 음성, 심장박동 등을 듣거나 배설물의 냄새를 맡는 진찰법, 문問은 환자의 지난 병력과 현재의 상태를 묻는 진찰법, 절切은 진맥하는 진찰법을 말함)의 4진四診, 양도락良導絡(인체 오장육부 및 12경락의 기능을 체크하는 진단 기기) 측정, 가속도맥파 및 지첨용적맥파 검사, 사상체질 검진 등을 통해 진단하며, 외과적 수술을 하지 않고 치료할 수 있는 다양한 약물치료, 침구치료, 레이저침 치료 등으로 예방 및 조기 치료를 실시한다. 또한 비만인 경우 중풍 또는 심장마비 등에 의한 사망률도 정상 체중의 사람보다 90%나 높기 때문에 한방 클리닉에서는 비만 치료를 같이 병행하는 것이 보통이다.

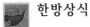

한방상식

심장병 예방에 도움이 되는 약차로는 맥문동차, 원지차 등이 있으며 자세한 내용은 부록에 있다.

양방으로 보는 심장병

관상동맥 질환은 관상동맥의 죽상경화(탄력성이 있는 동맥의 안쪽 벽에 죽종粥腫[죽粥은 먹는 죽을 말하며, 죽종은 죽처럼 생긴 반점 덩어리]이라는 섬유 – 지방질 덩어리가 생겨 혈관 구멍이 좁아지거나 막히는 증상)에 의해 그 내경이 좁아져서 심장 근육으로 흐르는 혈액의 양이 감소되어 발생되는 질환으로서 '허혈성 심질환'이라고도 불리며, 임상적으로 협심증, 심근경색증, 돌연 심장사, 심부전 등을 초래한다.

협심증과 심근경색증의 치료 및 예방에서 가장 먼저 해야 할 일은 동맥경화를 촉진하는 위험 인자를 제거·치료하는 것이다. 즉 담배를 피는 사람은 반드시 금연해야 하고, 평소에 고혈압이 있는 경우에는 고혈압을 치료해야 한다. 콜레스테롤이 높다고 판정된 사람들은 동물성 지방의 섭취를 가급적 피해야 하는데, 이렇게 해도 조절이 안 되면 약물을 사용하여 혈액 속의 콜레스테롤 수치를 떨어뜨려야 한다. 대한순환기학회에서는 다음과 같은 심장병을 예방할 수 있는 '심장 수호 7계명'을 발표한 바 있다.

(1) 담배는 반드시 끊고 술은 3잔 이내로 마신다.

(2) 채소와 과일은 매일 하루 5컵(1컵은 일반적인 유리컵 정도에 담을
    만한 분량) 이상씩 먹는다.

(3) 소금은 하루 6g 이하로 섭취하고 콩과 생선을 많이 먹는다.

(4) 매일 30분 이상 유산소운동을 한다.

(5) 혈압, 혈당, 콜레스테롤 수치를 정기적으로 점검한다.

(6) 마음의 안정을 가지도록 노력하여 스트레스를 최소화한다.

(7) 숨 가쁨 또는 가슴 통증 등의 전조 증상이 있으면 즉시 병
    원에 간다.

4

당뇨병

60대의 할아버지 한 분이 보호자인 딸과 함께 진료실로 들어오셨다.

"원장 선생님은 어디 가셨어요?"

"접니다."

"요즘은 새파란 원장님이 많구먼."

"젊게 봐 주시니 고맙습니다. 그런데 어디가 불편하세요?"

"그걸 원장님이 알아맞히셔야지 나한테 물어 보면 어떡해?"

"할아버지, 제가 점쟁이도 아니고 어떻게 아픈 데를 알아맞힙니까."

이쯤 되자 보호자인 딸이 미안하다는 표정을 온몸으로 표현하면서 거든다.

"사실 저희 아버지가 어깨에서 손끝, 발끝까지 심하게 저리다고 하시네요."

"그래요? 할아버지께서 증상을 직접 말씀해 보세요."

"얘가 이야기한 그대로야!"

"언제부터 그러세요?"

"글쎄? 암튼 꽤 되었어."

사실 이런 식으로 말씀하시는 노인 분들을 대하는 것이 그렇게 쉬운 일만은 아니다. 일단 간호사에게 기초적인 검사인 소변 검사, 혈당 검사, 체성분 분석, DPA(심혈관 기능 검사 및 자율신경 균형 검사)를 지시하고 검사하려는 순이었다.

"뭘 검사하는 것이여? 침부터 맞아야지, 침! 검사비만 많이 나오겠네!"

"할아버지, 검사비 많이 안 받을 테니 검사부터 받으세요. 팔다리가 저린 것도 여러 가지 원인으로 오는 겁니다. 약을 쓸지, 침을 놓을지는 그 다음에 결정할 문제입니다."

그렇게 달래고 얼러서 네 가지 기초적인 검사를 한 후 본격적으로 한의학적인 진찰과 사상체질 검진을 실시하였다. 진맥 등을 토대로 한 한의학적 검진 결과 체질은 소음인으로 판명되었고, 병은 소갈증消渴證(현대 의학의 당뇨병)으로 진단되었다. 혈당이 식후 2시간에 350mg/dℓ로 심했고, 경락 기능 검사 결과 팔과 다리 쪽 경락의 기혈 순환이 좋지 못했다.

"할아버지, 당뇨가 언제부터 있었어요?"

"글쎄, 오래전부터지. 그게 뭐 그렇게 중요한가?"

"그럼요. 당뇨의 합병증으로 손발이 저리고 시력도 저하되는 것이라서 혈당을 빨리 떨어뜨려야 해요."

"혈당 강하제라며 주는 것을 먹어도 혈당이 떨어지지 않는 걸 나보고 어떡하라고! 그냥 침이나 맞으면 낫겠지!"

이렇게 되면 결국 의사가 가진 고유의 완력을 쓰는 수밖에 없다.

"할아버지! 자꾸 그렇게 말씀하시니까 저로서는 어찌할 방법이 없군요. 손발이 주체할 수 없이 떨리고 아파도 방법이 없습니다. 모든 걸 할아버지가 판단하려고 하시면 저희 병원에는 왜 오셨습니까? 저는 병을 치료하려면 근본 원인을 찾아서 뿌리까지 뽑는 치료를 하고 싶지, 당장 언 발에 오줌 누는 식으로 하는 치료는 절대로 하고 싶지도 않고 해 드리지도 않을 겁니다. 그러니 아픈 곳을 고치고 싶으시면 제가 하자는 대로 당뇨 치료를 하면서 침구 치료를 하는 것에 동의하셔야 합니다."

주객主客이 전도된 꼴이다. 원래라면 환자가 의사에게 잘 고쳐달라고 사정해야 하는 것 아닌가. 이런 환자들을 대할 때 한의사, 양의사는 물론 간호사에 보호자까지 모두가 소위 말하는 스트레스를 받을 만큼 받게 된다. 또 그만큼 안타깝기도 하다. 듣고 있던 딸은 할아버지의 태도에 미안했는지 얼굴이 붉어졌다.

"선생님, 사실 저희 아버지도 한방병원과 양방병원을 전전하면서 많이 지쳐서 그래요. 병은 치료하고 싶은데 '도대체 한방으로 가야 하나? 양방으로 가야 하나?'를 고민하고 다니다가 마침 선생님한테 치료 받고 나은 환자의 소개로 여길 온 거예요. 아버지가 말은 저렇게 해도 선생님께 거는 기대가 큽니다. 저를 봐서라도 잘 좀 치료해 주세요."

"제가 염려하는 부분이 바로 그겁니다. 사실 젊은이의 당뇨와 노인의 당뇨를 똑같이 치료할 수는 없습니다. 몸의 상태가 너무 다르기 때문이지요. 할아버지의 경우 기력이 쇠진해 있으니 한편으로는 몸을 보補하고, 한편으로는 혈당을 떨어뜨리는 보사겸치補瀉兼治(몸의 원기를 도우는 치료와 몸의 불필요한 성분을 없애 주는 치료를 동시에 한다는 한의학적인 용어)가 필요합니다. 제가 최선을 다해서 치료하겠습니다."

그 후 할아버지는 3개월 동안 당뇨에 대한 한약 약물요법과 침구치료, 한방 물리요법 등을 예상 밖으로 잘 받으시고 필자가 지시한 체질 식이요법과 체질 운동요법도 잘 지켜서 당뇨가 호전되었으며 손발이 저린 증상도 많이 좋아졌다. 그리고 치료가 끝난 며칠 후에 할아버지께서 웃으시며 진료실로 들어오셨다.

"젊은 원장님, 너무 고마워요. 원장님 말씀대로 당뇨가 치료되니 손발 저림도 없어졌고 이젠 살 것 같아."

"할아버지께서 호전되시니 오히려 제가 더 좋습니다. 새파란 원장이라고 하실 때 할아버지께 믿음만 드릴 수 있다면 차라리 머리를 희끗희끗하게 염색이라도 하고 싶었습니다. 그러니 앞으로는 할아버지께서도 겉모습만 보고 의사를 판단하지는 마세요. 실력이 나이 순은 아니지 않습니까? 그리고 지금 혈당이 떨어졌다고 해서 안심하시면 안 된다는 거 아시죠? 운동도 계속하셔야 되고 제가 드린 사상체질 식이요법 표, 당뇨에 유익한 음식 표대로 식사도 계속 잘 하셔야 돼요. 아셨죠?"

"알았어. 이젠 원장님을 더 이상 괴롭히지 않도록 노력할게."

한방으로 보는 당뇨

한방에서는 인슐린을 외부에서 약물이나 주사로 인위적으로 주입하여 치료하는 것이 아니라 환자의 당뇨병성 체질을 개선하여 췌장에서 인슐린이 생성되도록 유도하는 치료를 한다. 그 방법으로 약물치료와 침구치료, 체질 식이요법, 운동요법 등이 있는데 사상체질에 따라 이것들을 다 다르게 한다. 그리고 당뇨를 증상으로 구분하여 삼소三消, 즉 상소上消(입이 자주 말라 물을 많이 마심) – 다음多飮, 중소中消(배가 자주 고파 많이 먹음) – 다식多食, 하소下消(소변이 자주 마렵고 자주 봄) – 다뇨多尿로 나누어 치료한다.

 한방상식

당뇨의 예방과 치료에 도움이 되는 약차로는 황기차, 상엽차, 산조인차 등이 있으며 자세한 복용 내용은 부록에 있다.

양방으로 보는 당뇨

양방에서는 당뇨병을 췌장의 랑게르한스 소도小島의 기능이 떨어져 인슐린을 잘 생산해 내지 못해 생기는 병으로 본다. 인슐린이 모자라게 되면 음식으로 먹은 에너지, 특히 당질이 혈중으로 흡수는 되지만 포도당이 세포 내로 이동하지 않고 소변으로 나오는 병이 바로 당뇨라는 것이다. 흔히 당뇨병을 제1형과 제2형으로 나누는데, 제1형 당뇨병은 인슐린 부족이 극심하여 생기는 것으로서 인슐린을 투여하지 않으면 당뇨병성 케톤산혈증이라는 급성 합병증으로 목숨을 잃기 쉽고, 제2형 당뇨병은 비만한 사람에게서 생기는데 인슐린의 부족보다는 인슐린 작용의 저항성이 관찰된다. 병에 걸리면 식사를 제한하고 운동을 충분히 하며 필요시 인슐린의 생산 촉진제나 인슐린을 직접 투여하여 치료한다. 당뇨병의 치료는 일반적으로 알고 있는 인슐린 주사와 경구혈당 강하제 이 외에도 속효성 인슐린(기존의 인슐린은 식사 30분 전에 주사해야 하지만 속효성 인슐린은 식사 직전에 주사할 수 있음), '아카보스·보글리보스' 등의 당분 분해 억제제(장에서의 당분 분해를 억제하여 식사 후에 혈당이 급격히 오르는 것을 막음), 인슐린 펌프 등이 있다. 이 외에도 인슐린 주사의 부작용인 저혈당의 문제를 줄일 수 있는 새 인슐린인 '글라진' 이나 난치성 제2형 당뇨병을 효과적으로 치료할 수 있는 '아반디아' 등의 신약도 있다.

5

비만

현대사회에서는 살을 찌우는 것보다 빼는 것이 관심의 대상이 된다. 또한 다이어트의 방법도 천차만별이고, 방송이나 신문 지면을 통해 워낙 많은 다이어트 식품들을 광고하고 있어서 소비자인 환자 입장에서는 선택 시 큰 혼란을 겪는다. 모든 식품과 약품이 전부 다 살을 빼 준다고 이야기하는데 그 이야기대로만 되면 얼마나 좋겠는가. 하지만 보통 다이어트 광고는 그 방법조차 제대로 정리되어 있지 않고, 효과라는 것도 믿을 수 없는 것이 대부분이다. 비용 또한 만만치 않고, 간혹 전신마취로 수술을 하다가 목숨을 잃는 경우까지 발생하니 살 빼려다가 사람 잡는 일이 생기는 꼴이다.

"적게 먹어서 걸린 병은 다시 먹으면 나으나 많이 먹어서 걸린 병은 화타華佗나 편작扁鵲이 와도 고치지 못한다."라는 의학 격언

이 있다. 이처럼 비만은 암, 중풍, 심장병, 고혈압, 동맥경화, 고지혈증, 당뇨 등과 같은 만성 성인병 질환의 가장 중요한 원인이 되고 건강수명을 줄이는 대표 원인이기도 하다. 남성의 성기능장애, 담석증도 비만한 사람에게서 많이 생긴다. 따라서 남자들의 경우 온갖 몸에 좋다는 정력제만 찾아다닐 것이 아니라 오늘 당장이라도 자신의 볼록 튀어나온 배를 한 번쯤 내려다보라. 이를 들어가게 하는 것이 오히려 정력 증진에 큰 도움이 될 것이다. 비만하면 암에 걸릴 확률도 남성은 33%, 여성은 55%나 증가하고, 당뇨에 걸릴 확률도 정상인의 8배나 된다. 중풍이나 심장마비로 사망할 확률도 정상 체중인 사람보다 90%나 높다.

결국 우리나라의 건강수명을 세계 최고로 끌어올리려면 비만을 미용 목적으로 가볍게 생각할 것이 아니라 이에 적극적으로 대처해야만 한다. '살과의 전쟁', '비만과의 전쟁'이라는 용어를 다이어트 업계에서는 즐겨 쓰는데 도대체 무슨 살이 적군인가, 전쟁을 하게. 비만의 문제는 결국 인체 전신의 기능과 밀접한 관계가 있으므로 자연스럽게 인체와의 조화를 꾀하면서 치료를 해야 부작용이 없다. 즐거운 마음으로, 가벼운 마음으로, 사랑하는 마음으로 살을 빼야 건강하게 살을 뺄 수 있고 그 효과 또한 일생 동안 유지될 수 있다. 다이어트의 가장 큰 문제점인 요요 현상 역시 이렇게 할 때라야 방지할 수 있다. 다이어트한답시고 전쟁하듯 살만 무진장 빼놓으면 뭘 하나. 몇 개월 후 요요 현상으로 이전보다 더 찌면 아무 소용도 없지 않은가?

충고하건대 간혹 다이어트를 한다고 아침을 굶는 사람들이 있는데 아침은 반드시, 그리고 많이 먹어야 한다. 특히 공부하는 청소년들은 아침을 거르게 되면 뇌가 필요로 하는 포도당의 공급이 줄어들어 학습 능률도 저하된다. 무조건 안 먹으면 몸 자체가 비상사태로 인식해 지방세포가 더욱 단단해져 안 빠지기 때문이다.

T^{ip} 비만

똑같은 인체인데도 한방에서 인체를 보는 관점, 양방에서 인체를 보는 관점에 약간의 차이가 있음을 확인할 수 있는 부분이 바로 비만이다. 한방은 인체의 기능과 개인차를 매우 중요시하고 이를 체질로 상세히 구분하여 개개인에 맞는 의복을 맞추듯이 치료하는 맞춤 의학이라고 할 수 있다. 인체를 기계로 보기보다는 살아 움직이는 생명체라는 인식을 강조하기 때문에 비만 치료의 경우에도 직접적인 비만세포의 제거에 치료의 역점을 두지는 않는다. 즉, 비만세포도 인체의 구성원이므로 '인체와의 조화(주로 기능적인 조화)'를 통해 비만이 형성될 수 있는 환경 자체를 개선하여 비만을 치료하려는 입장이다. 양방에서의 치료보다는 간접적인 치료라고 할 수 있고, 보다 근본적인 치료라고 할 수도 있다.

양방에서는 기능과 개인의 차이를 인정하지만 그보다는 구조와 인간이라는 보편성에 치료의 초점을 둔다. 그리고 기능의 중요성도 인정하는데, 비만의 경우도 비만이 형성되는 체질적 환경의 개선을 강조하기보다는 직접적인 수술로 비만세포를 구조적(기질적) 또는 기계적으로 제거함으로써 직접적이고 적극적으로 치료하려는 입장이다. 우리가 잘 알고 있는 지방흡입술이 그 예가 될 것이다.

필자의 견해로는 환자의 나이가 많은 경우, 당뇨병이나 고혈압의 합병증이 있는 비만, 전신성 비만의 경우라면 한방 치료를 권하고 싶고, 고질적인 부분 비만은 양방병원으로 가서 상담하는 것이 좋을 듯싶다. 더 중요한 것은 병원으로 가서 상담을 받아야 하는 상태까지 이르지 말아야 한다는 것이다. 그러려면 젊은 시절부터 규칙적 식사, 적절한 칼로리의 섭취, 적당량의 운동, 정서적 안정을 통해 항상 표준체중이 되도록 스스로 관리하는 것이 중요하다.

한방으로 보는 비만

한방에서는 체질적으로 해석하고 접근한다. 그리고 비만의 유형과 치료법도 사상체질마다 다 다르게 보는데, 태음인 체질이 비만과 가장 밀접한 관련이 있다고 본다. 소위 물만 먹어도 살이 찐다는 체질이 바로 태음인 체질인 것이다. 우리 인체는 다 아는 것처럼 뼈, 근육, 내장 지방, 지방 등으로 구성되어 있는데 태음인은 그 특성이 간대폐소肝大肺小하여 선천적으로 간의 저장능력은 강하나 폐의 소모능력은 약하다. 따라서 대체적으로 지방 함량과 콜레스테롤 함량이 높고 지방이 근육보다 많은 편이다. 그러므로 태음인은 근육을 늘리고 에너지 소비를 늘려 주는 행동을 해야 한다고 본다. 치료도 '저장하는 기능은 너무 강하고 소모하는 기능은 매우 약한' 태음인 고유의 특성을 개선시키는 것에 주력한다. 필자가 치료한 대부분의 비만 환자 역시 태음인이었다. 태음인은 간 기능계(간, 쓸개)와 폐(호흡기 및 기관지) 기능계에 이상 소견이 나타날 수 있는 체질로, 이제마 선생의 『동의수세보원』에서는 인구 1만 명당 태음인은 5천 명, 소양인은 3천 명, 소음인은 2천 명,

태양인은 4~5명이라고 한다. 그런데 본인의 체질을 정확하게 알고자 한다면 적어도 세 군데 이상의 한방 의료기관을 찾아 상담하는 것이 바람직하다.

여기서 잠깐 비만과 체질의 연관성을 살펴보자. 간장혈肝藏血이라 하여 간肝은 혈血을 저장하는 기능이 있고, 폐주기肺主氣라 하여 폐肺는 기氣의 운행을 주관하는 장기라고 한다. 태음인은 혈액의 저장 기능이 너무 강하고 기의 소모 기능은 약하니 당연히 형성기쇠形盛氣衰(몸의 외부 형체는 왕성하나 인체의 활동을 유발하는 에너지, 즉 기가 부족한 상태)의 상태가 되어 비만이 되기 쉽다. 따라서 중풍 같은 질환도 태음인에게 많이 나타나게 된다는 뜻이다.

소양인은 비대신소脾大腎小(비위를 포함한 소화기 계통의 기능은 지나치게 과잉하고 콩팥, 방광을 포함한 비뇨기 계통의 기능은 지나치게 약하여 소화기계와 비뇨기계에 이상 소견이 나타날 수 있는 체질)하여 지나치게 왕성한 소화력과 상대적으로 약한 노폐물의 배설력 때문에 태음인 다음으로 비만할 수 있는 체질이다.

소음인은 신대비소腎大脾小(콩팥, 방광을 포함한 비뇨기 계통의 기능은 지나치게 과잉하고 비위를 포함한 소화기 계통의 기능은 지나치게 약하여 비뇨기계와 소화기계에 이상 소견이 나타날 수 있는 체질)하여 엉덩이와 복부 등의 부분 비만이 많은 편이다.

태양인은 폐대간소肺大肝小(폐의 기능은 지나치게 과잉하고 간의 기능은 지나치게 부족하여 간, 쓸개 기능계와 호흡기 및 기관지 기능계에 이상 소견이 나타날 수 있는 체질)하여 태음인과 반대로 형쇠기성形衰氣盛(형체는 약하나 기는 왕성한 상태)하므로 비만과는 가장 거리가 먼 체질로 보고 있다.

이와 같은 이유로 필자는 비만 치료가 살을 찌우는 치료보다 쉽다고 생각하고 있으며 실제로도 그렇다. 체질에 그 정답이 있기 때문이다. 예를 들어 태음인의 약물치료의 경우, 정확하게 보폐사간補肺瀉肝(에너지를 소모시키는 폐의 기능을 강화하고 에너지를 저장하는 간의 기능을 약화시킴)하는 처방을 병증수요病證需要(병과 증상에 적절한 요구 사항)에 맞도록 사용함으로써 태음인의 특징인 형성기쇠의 상황을 호전시켜 비만을 치료할 수 있기 때문이다. 그러나 약을 쓰기 전에 무엇보다 먼저 행할 것은 음식을 필요한 칼로리만큼만 섭취하고 적극적인 운동을 통해 많이 움직이는 것이다. 한방에서는 치미병의 차원에서 태음인에 해당되는 환자라면 남녀노소를 막론하고 우선 비만 예방 및 치료에 심혈을 기울인다. 특히 소아 비만은 성인 비만으로 이어지므로 태음인 아동은 미리 그 체질적 특성을 파악하여 비만을 조기에 예방하고 치료해야 한다. 소아들은 잦은 간식, 무분별한 식사, 넘치는 식욕으로 비만이 되기 쉽고 이에 따라 성장장애가 동반되기도 한다. 이런 경우 비만을 치료하기 전에 지나치게 왕성한 소화기의 작용을 억제하는 처방과 함께 성장을 촉진하는 처방도 사용함으로써 비만은 예방하고 성장은 촉진하는 효과를 볼 수 있다.

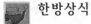 **한방상식**

비만의 예방, 치료에 도움이 되는 약차로는 구기자차, 오미자차, 칡차, 인삼차, 생강차, 둥굴레차, 진피차, 녹차 등이 있으며 자세한 내용은 부록에 있다. 또한 산후 비만에 좋은 약차로는 당귀차, 도인홍화차, 목통차, 산사계피차, 삼백초차 등이 있다.

양방으로 보는 비만

한방에서는 사상체질적인 관점에서 태음인이 선천적으로 저장 기능이 너무 강하고 소모 기능은 매우 약하여 살이 찌기 가장 쉬운 체질이라고 하였다. 양방에서도 이와 유사한 설명이 있어 소개할까 한다. 이는 '호흡상계수(RQ, 호흡률)'라는 것이다. 호흡상계수란 소비된 산소의 양과 이 때문에 생성된 이산화탄소의 양을 나타낸 것으로 '방출 이산화탄소/흡입 산소'이다. 이것을 다룬 내용이 KBS 1TV에서 비만에 관한 실험 연구 프로그램으로 방영(2001. 12. 19.)되었는데, 비만은 식습관이나 운동량보다는 '호흡양식'에 근본적인 원인이 있다는 내용이었다. 그 실험 내용은 많이 먹어도 살이 안 찌는 사람과 조금만 먹어도 살이 찌고 각종 다이어트 실패를 거듭해 온 비만 환자를 비교한 것이었는데, 비만 환자군은 호흡기 질基質(원료)로 탄수화물을 쓰고(호흡상계수 1.0 이상), 일반 대조군은 지방을 쓴다는 사실을(호흡상계수 0.7) 발견했다는 것이다.

호흡이란 유기물(양분)을 분해(산화)하여 에너지를 얻는 작용이라고 정의할 때, 일반인은 호흡 재료로 지방을 쓰기 때문에 상대적으로 날씬한 몸매를 유지할 수 있다. 반면 비만 환자는 호흡 재료로 탄수화물을 쓰기 때문에 지방은 몸에 계속 쌓이게 된다. 또한 같은 양의 활동 후에도 즉시 소비되는 탄수화물을 보충하기 위해서 곧바로 먹고 싶다는 충동을 느끼게 되어 악순환이 계속된다는 설이다.

운동생리학적으로 볼 때도 일반인 또는 운동인은 호흡상계수가 0.7에 가까운 반면, 비만인은 1.0 전후인데, 이런 비만인도 유산소운동을 하루에 30분 이상씩 꾸준하게 하면 지방이 연소되어 호흡상계수가 0.7에 가까워질 수 있다. 따라서 비만인도 일정량의 체중 감량을 통해서 표준체중에 가깝게 조절이 되면 그 이후에는 호흡상계수가 0.7에 가까워져서 더 이상 살이 찌지 않는 체질로 바뀔 수 있다. 체중을 뺄 때 확실하게 표준체중까지 빼야 하는 이유가 여기에 있다. 그렇지 않으면 요요 현상이 일어나기 때문이다.

한방의 관점에서는 소음인은 호흡상계수가 0.7에 가까워서 많이 먹어도 중성지방이 연소되어 살이 찌지 않는 반면, 태음인은 호흡상계수가 1.0에 가까워 탄수화물이 에너지로 사용되므로 많이 먹게 되고 또한 중성지방이 에너지로 사용되지 않으니 살이 찌게 된다고 볼 수 있다.

양방에서의 비만 치료로 '지방흡입술' 이라는 것이 있다. 지방흡입술의 원래 목적이나 의도는 비만 또는 출산, 노화 등에 의해 잃어버린 체형을 날씬하고 균형 잡힌 모습으로 다듬는 것이다. 따라서 과다한 시술을 하면 문제가 되는 것은 당연하다. 어떤 사람은 살이 찐 온몸 전체를 수술 받을 수 있다고 착각하고 있으나 이것은 이론적으로나 가능하며, 때로는 목숨을 걸어야 한다. 대개 지방흡입술의 대상이 되는 신체 부위는 목, 겨드랑이, 배, 허리, 엉덩이, 허벅지, 종아리 정도이다. 이 부위들을 LFD(Localized Fat Deposition)라고 부르는데, 이 부위들의 지방은 그 특성이 다른 부위의 지방과 전혀 달라서 다이어트나 운동 등의 노력으로도 잘 줄어들지 않는다.

지방흡입술은 약 5mm 정도로 피부를 3~5개로 절개하여 그 부분으로 가느다란 흡입관을 삽입한 후 음압을 걸어 지방조직을 빨아 내는 방법이다. 지방흡입술은 정확히 말하면 몸속의 지방세포 숫자를 줄이는 치료이다. 따라서 수술 후에도 음식 섭취를 줄이고 운동을 꾸준하게 하여 지방세포의 양적 팽창을 막아야 수술로 얻은 결과를 계속 유지할 수 있다. 깔끔하게 지방만 흡입되는 것이 아니라 피, 조직액 등도 같이 흡입되기 때문에 한 번 수술에 1,500cc 이상은 흡입하지 않는 것이 좋다. 수술 부위가 작을 때는 국소마취를 하고, 수술 부위가 넓거나 여러 부위를 동시에 수술할 경우는 전신마취하에서 수술한다. 수술은 보통 2~3시간 걸리며, 수술 후 저체온증 또는 빈혈의 증상이 일시적으로 일어날 수 있어 하루 정도의 입원을 필요로 한다.

6

만성 피로 증후군

    만성 피로 증후군(chronic fatigue syndrome)이란 자주 쉬어도 낮
지 않고 일상생활에 막대한 지장을 주는 원인 불명의 피로가 6개
월 이상 지속될 때로 정의된다. 이러한 만성 피로 증후군을 제때
치료하지 않고 방치하게 되면 암이라는 무서운 병까지 초래한다
고 하니 심각한 문제가 아닐 수 없다.

    만성 피로는 급격한 산업 발달에 의한 생활환경의 다양화와 복
잡한 사회 구조에서 그 원인을 찾을 수 있다. 환자들이 호소하는
증상은 주로 '자고 나도 피곤하다', '의욕이 없다', '아침에 일어나
기 힘들다', '이유 없이 나른하다' 등으로 한의학의 기허증과 거의
비슷하다.

    만성 피로 증후군의 대표적인 증상은 다음과 같다.

(1) 전신에 걸쳐 피로감을 느낀다.

(2) 집중력이 저하된다.

(3) 목 안이 따끔거리고 겨드랑이 등의 임파선이 붓는다.

(4) 건망증이 생기고 초조하다.

(5) 우울해지는 횟수가 잦아진다.

(6) 시력이 저하된다.

(7) 잠을 설치게 된다.

(8) 두통, 근육통, 관절통 등이 생긴다.

한방으로 보는 만성 피로 증후군

한의학에서는 이러한 만성 피로를 '허로虛勞' 또는 '노권상勞倦傷'이라고 하며, 다양한 약물치료와 처방이 개발되어 있다. 또한 만성 피로의 치료와 더불어 항암抗癌 효능이 알려진 처방을 합방하여 암의 예방에도 주의를 기울인다. 한방에서는 주로 보양補養 클리닉에서 만성 피로 증후군을 치료하는데, '보양'이란 글자 그대로 몸의 허약한 부분을 보補하여 질병을 예방하고 인체가 가진 생명력과 자연 치유력을 높여 주는 것을 말한다. 한의학에서 보양은 치료 8법인 '한汗, 토吐, 하下, 화和, 온溫, 청淸, 소消, 보補' 중의 하나로 중요한 치료방법이다. 우리나라처럼 보양에 관심이 많고 보양식이 많은 나라도 드물 것이다. 그러나 보양에 대한 관심 자체가 나쁜 것은 아니다. 한의학에서는 '의식동원醫食同源(의료행위와 먹는 음식은 그 뿌리가 같고 동일하게 중요함)’ 또는 ‘약식동원藥食同源(먹는 약과 음식은 그 뿌리가 같음)’이라 하여 우리가 먹는 음식과 약, 치료행위를 동일시해 왔다. 그만큼 먹는 음식이 질병의 치료와 밀접한 관련이 있다는 말이다. 한의학에서 말하는 보양의 방법은 크게 네 가지이다. 즉 보기補氣, 보혈補血, 보음補陰, 보양補陽으로서 이것들로 처방을 구성하여 보양의 치법을 실시하면 만성 피로 증후군도 좋은 효과를 거둘 수 있다.

1) 보기약補氣藥

보기약은 기(기운)를 보강해 주는 처방이다. 평소에 무력감, 권태감을 자주 느끼며 온몸이 항상 나른하고 입맛이 없으며 땀이 잘 나고 맥이 허약한 경우를 한의학에서는 ‘기허氣虛’라고 하는데, 이런 경우 보기약이 처방된다. 이러한 기허의 증상이 지속되면 만성 피로가 이어지고, 이것이 누적되는 데도 치료하지 않으면 세포의 변성을 가져와 암을 유발할 수도 있다고 하니 심각한 문제가 아닐 수 없다. 이러한 보기약에는 사군자탕, 보중익기탕 등이 있다. 한방에서 암을 예방하는 경우에는 항암 효능이 알려진 약물을 가미하여 보기약을 많이 처방한다.

2) 보혈약補血藥

보혈약은 혈血(한의학에서의 혈은 단순한 혈액만을 가리키는 것이 아니라 혈액을 포함해 생명 활동을 위한 가장 중요한 기초적 물질을 말함)의 부족 현상을 치료하는 처방을 말한다. 따라서 각종 빈혈, 출혈성 질병, 이명耳鳴(귀 울림증), 불면증 등을 치료하는 요긴한 처방이며, 산후에 혈이 부족하여 머리가 어지럽고 눈앞이 아찔할 때도 사용된다. 또한 얼굴에 혈색이 부족하고 맥이 세삭細數(가늘고 빠름)하며 월경부조月經不調(월경의 주기가 규칙적이지 못함) 등의 증상이 있을 때 처방한다. 대표적인 처방이 사물탕, 십전대보탕, 쌍화탕 등이다.

3) 보음약補陰藥

보음약은 음허陰虛(음의 부족 현상)를 치료하는 처방이다. 음허란 앞서 설명한 혈허血虛 증상에 발열의 증상이 가미된 상태로 이해할 수 있다. 쉽게 예를 들자면 여성들의 갱년기장애 증상이 이에 해당된다. 여성 호르몬인 음액陰液이 부족하면 이유 없이 얼굴에 열이 달아오르고 손·발바닥이 화끈거리며 심계항진, 식은땀 등의 증상이 나타나는데 모두 음의 부족 현상 때문이다. 대표적인 처방이 육미지황원, 대보음환, 경옥고 등이다.

4) 보양약補陽藥

보양약은 인체 내의 양陽이 허약해진 병증病證을 치료하는 보약이다. 인체 내의 양이 부족해지면 앞서 설명한 기허氣虛의 증상에 한증寒證, 곧 오한을 느끼는 증세까지 더해진다. 따라서 보양약은 양기가 부족해지기 쉬운 남성 또는 노인들에게 활용 가치가 높은 보약으로서 주로 녹용, 녹각, 오자 등의 보양 약재가 많이 들어간다. 대표적인 처방이 신기환, 온신환, 삼용고(남성 성기능 증강), 공진단 등이다.

한방상식

한방에서 만성 피로 증후군의 예방과 치료에 좋다고 알려진 약차로는 쌍화차가 있다. 쌍화차는 백작약, 숙지황, 황기, 당귀, 천궁, 계피, 감초로 구성된 쌍화탕이라는 처방을 토대로 한 약차로서 몸 안의 음기와 양기가 모두 조화롭게 유지되게 하여 건강을 증진시킨다.

깨끗한 물 1ℓ에 백작약 15g, 숙지황·황기·당귀·천궁 각각 8g, 계피·감초 각각 4g(생강 5g, 대추 10개를 가하여 끓여도 된다.)을 넣고 1시간 정도 끓여서 아침저녁으로 80㎖씩 6개월 정도 꾸준히 복용한다.

양방으로 보는 만성 피로 증후군

과로, 수면 부족, 정신적인 스트레스 등으로 느껴지는 피로는 대부분 휴식이나 수면을 취하고 나면 없어지는 것이 보통이다. 그러나 이런 증상이 없는 상태에서 오랫동안 피로감이 계속된다면 단순한 피로가 아닌 또 다른 원인을 생각해 볼 수 있다.

의학적으로는 1개월 이상 계속되는 피로를 '지속적인 피로' 라고 정의하며, 6개월 이상 지속되는 피로를 '만성 피로' 라고 한다.

만성 피로 중에서 의사의 진찰이나 각종 검사 등으로도 그 원인을 알 수 없고 피로감이 매우 심하여 일상생활을 하는 데 큰 장애가 생기는 경우에는 '만성 피로 증후군'을 의심할 필요가 있다. 즉, 의학적인 만성 피로 증후군의 정확한 의미는 6개월 이상 계속되는 만성 피로 때문에 일상생활에 상당한 지장이 있으면서 휴식이나 수면을 취하는데도 피로감이 없어지지 않는 것이다.

만성 피로 증후군의 원인은 아직 정확하게 밝혀지지 않고 있다. 뇌 또는 근육의 이상, 바이러스ㆍ세균 등이 뇌 또는 근육에 침범하여 발생하는 신경쇠약과 근육 염증, 면역체계 이상에 따른 잦은 바이러스ㆍ세균 감염 등을 그 원인으로 추정하고 있을 뿐이다.

그런데 더욱 문제가 되는 것은 만성 피로 증후군이 의심되는 환자들의 여러 가지 검사 결과가 대부분 정상으로 나온다는 점이다. 피로가 계속되어 병원을 방문하면 의사는 피로의 원인을 찾기 위해 여러 가지 검사를 하는데 이때 실시하는 필수 검사로는 빈혈, 당뇨, 간 질환, 갑상선, 대소변, 혈청 검사 및 흉부 사진 등이 있다.

만성 피로 증후군은 아직 그 원인을 정확히 알 수 없으므로 정확한 치료법도 없다고 볼 수 있다. 그러나 '정기적인 운동' 또는 '인지행동요법' 등은 비교적 효과가 좋다고 알려져 있다. '인지행동요법'은 반드시 의사에게 처방 받은 후 실시해야 한다. 만성 피로 증후군 환자들은 운동이나 활동을 전혀 하지 않으면 피로 증상이 더욱 심해지고 병도 더욱 악화되므로 몸에 피로감을 느끼지 않을 정도로 가볍게 30분 정도 걷기 운동을 1주에 2~3회 꾸준히 실시하는 것이 좋다.

또한 만성 피로 증후군 환자들은 우울증과 불안증 등이 같이 동반되는 경우가 많다. 슬픔, 식욕의 변화, 수면의 변화, 무가치함, 죽음에 대한 생각, 무쾌감증, 불안, 신경질, 집중력 저하, 부적절한 죄의식, 자살에 대한 생각 등의 10가지 중 다섯 가지 이상이 해당될 때에는 우울증을 생각해 볼 수 있다. 이런 경우에는 약간의 항우울제를 사용하는 것이 도움이 된다. 대부분의 환자들이 숙면을 못 취하므로 불면증 치료제나 항우울제를 사용하여 숙면을 취하게 도와 주는 것이다. 이렇게 하여 숙면을 취하면 밤사이에 우리 몸에 면역이 형성되므로 몸이 서서히 회복될 수 있다.

건강한 삶을 위한 '만성 피로 증후군의 예방법' 을 요약하면 다음과 같다.

(1) 카페인이 많은 커피, 콜라, 박카스, 홍차 등의 섭취를 줄인다.
(2) 만성 피로 증후군 환자들의 검사에서 혈중 비타민 C 농도가 많이 떨어져 있는 것이 발견되므로 비타민 C가 풍부한 신선한 야채와 과일을 충분히 섭취한다.
(3) 걷기, 자전거타기, 조깅 등의 유산소운동을 하루에 30~50분 정도, 주 3회 이상 실시한다.
(4) 충분히 회복될 수 있다는 확신과 자신감을 갖고 늘 긍정적인 감정의 상태를 유지한다.

7

척추 질환(허리 디스크 질환 등)

　임상에서 환자를 접하다 보면 환자들의 입에서 저절로 이 책에서 말하려는 "도대체 한방으로 가야 하나? 양방으로 가야 하나?"라는 말이 튀어 나오게 하는 질환이 바로 허리 디스크 질환(추간판 탈출증)을 비롯한 척추 질환임을 알 수 있다. 척추 질환은 사실 한의사와 양의사의 진단과 치료가 서로 다르고 또한 같은 한의사들, 같은 양의사들끼리도 서로 설명이 달라서 환자들을 무한히 한방 의료기관과 양방 의료기관으로 떠돌게 하는 대표적인 질환 중의 하나이다.

　어떤 한의사들은 약물치료와 침구치료, 한방 물리요법, 한방 재활요법, 운동요법, 추나요법 등을 모두 꾸준하게 받아야 한다고 주장하고, 어떤 한의사들은 침구치료와 추나요법 중 하나만 사용해도 완치할 수 있다고 한다. 어떤 양의사들은 반드시 수술을 받아야 한다고 주장하고, 어떤 양의사들은 약물치료와 물리치료, 운동요법으로 웬만한 것은 대부분 치료할 수 있으므로 수술이 남발되어서는 곤란하다고 주장한다.

환자들의 입장에서는 정말로 누구의 말에 따라 어떻게 치료받아야 할지 곤란할 때가 많다. 이렇듯 척추 질환처럼 의료인들마다 서로의 해법이 다른 경우에는 부득이한 방법이기는 하지만 한방 의료기관 2~3곳, 양방 의료기관 2~3곳 정도를 모두 방문하여 치료에 대한 충분하고도 다양한 의견을 청취한 후 자신에게 가장 적합한 치료방법을 신중하게 의료인들과 상의하여 결정해야 한다.

한방으로 보는 척추 질환

허리 디스크 질환은 척추 뼈 사이의 디스크(추간판) 핵核이 탈출되는 증상으로서 양방에서는 주로 수술요법으로 치료하지만 한방에서는 한약 약물요법과 침구치료, 부항附缸요법, 한방 물리요법, 한방 재활요법, 운동요법, 추나요법 등을 활용하여 수술하지 않고 치료하려고 노력한다. 한약 약물치료의 경우는 '핵귀核歸, 양근養筋, 보골補骨'의 3단계에 걸친 처방으로 상당수가 수술 없이 호전된다. 침구치료, 부항요법은 디스크 탈출 부위의 어혈을 없애 준다. 따라서 한약 약물치료와 병행하면 좋다. 한방 재활요법은 여러 가지 한방 체조와 경락 마사지를 통해 치료하는 방법으로서 디스크도 치료하고 재발 방지도 할 수 있다. 추나요법은 척추를 교정해 통증을 줄이고 자세를 바르게 하는 것으로서 디스크의 재발 방지를 위해 실시한다.

한방 치료의 장점은 무엇보다도 수술의 부담 없이 디스크를 치료한다는 점이다. 물론 수술이 꼭 필요하다면 해야 하겠으나 이는 전체의 약 15~20%로 알려져 있으며, 또한 나이가 많은 경우에는 전신마취를 해 수술한다는 것이 말처럼 쉽지만은 않다. 그래서 예로부터 한의학에서는 디스크를 수술 없이 치료하는 처방을 많이 개발해 왔으며, 거어혈祛瘀血하는 '핵귀', 척추 뼈를 둘러싸고 있는 근육을 튼튼하게 하는 '양근', 척추 뼈 자체를 강하게 하는 '보골'의 3단계에 걸친 치밀한 처방이 이루어졌고 실제로 효과도 우수하다.

『동의보감』에서는 요통의 종류를 신허요통腎虛腰痛(허리와 경락 상으로 밀접한 관련이 있는 장기인 콩팥의 기능이 허약하여 발생하는 요통), 담음요통痰飮腰痛(비정상적인 체액인 끈끈한 가래 같은 담음에 의한 요통), 식적요통食積腰痛(소화되지 않은 음식물의 적체물에 의한 요통), 좌섬요통挫閃腰痛(삐끗하여 발생하는 요통), 어혈요통瘀血腰痛(타박상 때문에 어혈이 뭉쳐서 발생하는 요통), 풍요통風腰痛(바람처럼 뻣뻣하게 발생하는 요통), 한요통寒腰痛(찬 기운에 노출되어 발생하는 요통), 습요통濕腰痛(습기가 많은 환경에 노출되어 발생하는 요통), 습열요통濕熱腰痛(습기와 열기가 함께 작용하여 발생하는 요통), 기요통氣腰痛(기의 순환이 안 되어 발생하는 요통) 등의 10가지로 구분하여 설명하고 그 치료법을 설명하고 있는데, 허리 디스크 질환은 그중에서 '좌섬요통' 또는 '어혈요통'의 범주로 생각할 수 있다. 따라서 치료에는 어혈을 풀어 주는 활혈거어活血祛瘀(혈액순환을 좋게 하고 어혈을 제거함)의 치법이 주로 쓰인다. 처방으로는 독활탕, 유향진통산, 여신탕, 서근산, 입안산, 신국주 및 파혈산동탕, 천궁육계탕, 지룡산 등이 있다. 이 처방들은 한방 의료기관의 전문적인 진찰을 거쳐 복용해야 한다.

 한방상식

한방에서 허리 디스크 질환의 예방과 치료에 효과적이라고 알려진 약차로는 당귀미·독활차가 있다. 당귀는 "당귀감신온주생혈當歸甘辛溫主生血 보심부허축어결補心扶虛逐瘀結(당귀[승검초 뿌리]는 맛이 달고 매우며 약성이 따뜻하고 주로 혈액을 생성한다. 심장을 튼튼하게 하고 몸의 허약함을 보강하며 어혈이 몰린 것을 풀어 준다.)"이라 하여 보혈화혈補血和血(혈액을 보강하고 혈액순환을 좋게 함), 조경지통調經止痛(월경을 순조롭게 하고 월경통을 없앰), 윤조활장潤燥滑腸(건조함을 윤택하게 하고 장을 윤활하게 함)의 효능을 가지고 있고, 독활은 "독활신온항난서獨活辛溫項難舒 양족습비풍가제兩足濕痺風可除(독활[멧두릅 뿌리]은 맛이 매우며 약성이 따뜻하다. 목이 뻣뻣하여 펴지 못하는 증상, 양쪽 다리가 무겁게 저린 증상과 뻣뻣한 풍증風證을 다스린다.)"라 하여 거풍제습祛風除濕(풍을 없애고 습을 제거함), 해표지통解表止痛(인체의 표층을 풀어 주고 통증을 없앰)하는 효능을 가지고 있어 허리 디스크 질환의 예방과 치료에 효과가 있다.

깨끗한 물 1ℓ에 당귀미(당귀의 꼬리 부분) 20g, 독활 8g, 강활 8g, 감초 4g을 넣고 약한 불로 1시간 정도 끓여서 아침저녁으로 80㎖씩 꾸준히 복용한다.

양방으로 보는 척추 질환

척추 질환에는 우리가 흔히 허리 디스크 질환이라고 부르는 '추간판 탈출증'을 비롯하여 '디스크 변성증', '척추관 협착증', '척추 분리증', '척추 전방전위증' 등 유사한 병명들이 많다. 그래서 우선 이에 대한 정확한 의미부터 아는 것이 중요하다.

'추간판 탈출증'은 척추 뼈와 척추 뼈 사이에서 완충 역할을 하는 말랑말랑한 젤리처럼 생긴 디스크가 외부의 충격 등 여러 가지 원인 때문에 터져서 삐져나온 것을 말한다. 외부의 충격 등으로 디스크가 터지게 되면 그 안에서 흘러나온 수핵이 척추를 지나 다리로 향하는 신경을 압박하여 그 신경의 지배를 받는 다리가 매우 당기는 증상이 발생하게 된다. 따라서 허리 디스크 질환은 허리보다는 다리가 더 많이 아프고 당기는 병이라고 볼 수 있다.

'디스크 변성증'은 노화 현상의 일환으로 나타나는데, 노화에 의해 디스크 안의 수분 함량이 줄어들면서 젤리처럼 말랑말랑해야 할 디스크가 딱딱해지는 것을 말한다. 따라서 이 디스크 변성증은 충격에 매우 약해서 허리 디스크 질환인 추간판 탈출증을 일으킨다.

'척추관 협착증' 역시 노화 현상 때문에 척추신경이 지나가는 통로인 척추관이 좁아져서 신경이 압박을 받는 병으로, 증상은 추간판 탈출증과 비슷하지만 앉아 있을 때는 증상이 없다가 일어서거나 걸으면 증상이 심해지는 것이 추간판 탈출증과의 차이점이다.

'척추 분리증'은 쉽게 이야기하면 척추 뼈에 금이 가서 사이가 벌어지는 것을 말한다. 태어날 때부터 척추 뼈가 약하게 타고난 사람이 충격을 반복적으로 받아 발생한다고 알려져 있다. 척추 분리증은 앞서 설명한 척추관 협착증 또는 척추 전방전위증을 잘 일으킨다.

'척추 전방전위증'은 척추 뼈의 위아래가 분리되어서 서로 어긋난 상태를 말하며, 주로 중년 이후에 발생한다. 척추 분리증이 심해져서 생길 수도 있고, 노화에 의한 퇴행성 변화로도 발생할 수 있다. 증상이 약하면 운동요법 등으로 호전될 수 있으나, 심하면 척추를 나사못 등으로 고정하는 수술을 시행한다.

양방에서는 '추간판 탈출증' 환자의 75~80% 정도가 아무런 치료 없이 2~3주, 또는 한두 달 이내에 증상이 호전된다고 알려져 있다. 그러므로 양방에서는 허리 디스크 질환이 발생하면 환자는 진통제를 복용하면서 침대에 누워 2~4일 정도 움직이지 않는 침상 안정요법을 우선적으로 시행하며, 어느 정도 통증이 없어지면 물리치료 또는 통증 클리닉 치료를 실시한다. 이렇게 하면 통증이 사라지고, 때로는 튀어나왔던 디스크가 저절로 제자리로 돌아가는 경우도 있다. 그러나 허리 디스크 질환 환자 중 15~20% 정도의 환자는 이 같은 보존요법으로는 효과를 볼 수 없다. 따라서 이런 환자들은 2~3군데 의료기관의 다양한 의견을 들은 뒤 신중하게 수술 등의 다른 치료법을 고려해야 한다.

8

성장장애

의학적으로 키는 다음과 같은 4단계의 성장 시기를 갖는다고 알려져 있다.

첫째, 1차 급성장기로 출생에서 생후 2년까지의 시기이며, 30~35cm 정도의 키가 자란다.

둘째, 완만한 성장기로 생후 2년부터 사춘기 전까지의 시기이며, 이 시기 동안 1년에 평균 4~5cm 정도 키가 자란다.

셋째, 2차 급성장기로 사춘기 시작부터 사춘기 중반 이후까지의 시기이며, 남자는 평균 20cm, 여자는 평균 15cm 정도 키가 자란다.

넷째, 성장 속도의 급속한 감소기로 15, 16세부터 성장이 멈출 때까지이며, 이때 여자는 초경이 있다.

그러나 이는 일반적인 경우이고 성장에도 그 시기, 속도 등의 유형에 개인차가 있다. 의학적으로 같은 또래 아이들 100명을 키

순서대로 세웠을 때 앞에서부터 세 번째까지에 해당되면 '저신장증'이라고 하며, 이런 경우에는 성장장애의 원인을 찾아 치료를 하게 된다.

한방으로 보는 성장장애

한방에서는 성장기의 아동 또는 학생의 성장판만 열려 있다면 본인의 최대 성장치까지 자랄 수 있게 하는 약물 처방이 다양하게 개발되어 있다. 성장 치료 또한 사상체질에 따른 처방이 중요하게 작용하는데, 보통 학생들에게는 총명탕을 함께 처방하여 성장도 촉진하고 두뇌 활동도 증강해 공부에만 집중할 수 있게 한다.

요즘에는 계절마다 수험생 보약을 지으러 오는 학부모들이 많은데, 이런 경우 성장 클리닉과 수험생 클리닉이 협진하게 된다. 여학생들의 경우는 여기에 비만이 추가되어 성장, 비만, 수험생 장애 질환을 동시에 치료하게 된다. 왜냐하면 자라나는 청소년의 경우 외모에 콤플렉스가 있으면 자신감이 상실되어 성장도 지연되고 성적 향상도 꾀할 수 없기 때문이다. 실제로 성장 클리닉, 비만 클리닉, 수험생 클리닉을 통해 정확한 약물요법을 시행하여 치료한 상당수의 학생들이 성장 촉진과 함께 성적 향상도 가져올 수 있다.

"어린 시절에 복용한 한 첩의 치료약이 어른이 된 다음에 복용하는 열 제의 보약보다 훨씬 효과가 있다."는 말이 있듯이 소아,

특히 10세 이하의 성장관리는 성장뿐만 아니라 평생의 건강을 좌우하는 매우 중요한 의미를 가진다. 그래서 한방의 성장 클리닉에서는 10세 이전의 치료를 매우 중요하게 생각한다.

아이가 밥을 잘 안 먹거나, 잘 놀라거나, 성장이 느리면 부모들은 걱정이 되어 내원하는 경우가 많다. 이런 경우 거의 대부분이 녹용이 가미된 처방을 쓰게 되는데, 대부분이 소아귀룡탕 계열의 처방에 총명탕이 합방되어 아이의 성장 촉진과 아울러 두뇌 발달에 도움을 준다.

녹용이 가미된 소아귀룡탕은 생후 6개월부터 먹일 수 있고, 녹용 1돈(3.75g)을 기준으로 하여 10세까지는 매년 나이 숫자에 맞추어 먹이는 것이 일반적이다. 소아귀룡탕에 사용되는 녹용은 '분골'이라 하여 어린이 성장 호르몬의 생성을 촉진한다. 성장발육이 지연되고 하지가 무력하여 잘 넘어지며 성장통을 호소하는 경우에는 소아 성장발육 촉진 처방인 소아귀룡탕에 보익근골補益筋骨하는 약물인 두충, 우슬, 모과, 구척, 파극, 파고지 등을 가미한 처방으로 치료한다.

한방상식

한방에서 성장장애의 예방과 치료에 좋다고 알려진 약차로는 모과차가 있다. 모과木瓜는 "모과산온각종습木瓜酸溫脚腫濕 곽란전근슬구급霍亂轉筋膝拘急(모과는 신맛이 나며 약성이 따뜻하다. 다리가 붓고 무겁게 저린 증상, 토사곽란, 근육의 경련, 무릎의 당김 증상을 치료한

다.)"이라 하여 서근활락舒筋活絡(근육을 풀어 주고 경락을 소통하게 함),

화위화습和胃化濕(위장 기능을 순조롭게 하고 몸 안의 습기를 제거함)의 효

능을 가지고 있다.

깨끗한 물 1ℓ에 모과 20g, 생강 10g, 대추 10개, 흑설탕 적당

량을 넣고 약한 불로 1시간 정도 끓여서 아침저녁으로 마시는데

10세 이상 학생들의 경우는 80㎖, 10세 이하의 소아들은 40㎖

씩 복용한다.

양방으로 보는 성장장애

성장장애의 유형은 크게 두 가지로 나눌 수 있다.

첫째, '1차성 성장장애'로 이는 유전적인 원인 때문에 골격계의

성장에 지연이 있는 경우를 가리키며, 그 원인은 다음과 같다.

(1) 골이형성증
(2) 염색체 이상
(3) 선천성 대사 이상
(4) 자궁 내 성장 지연 : 태아 감염, 태아의 독극물에의 노출,
　　 태아 영양 결핍, 심한 산모의 질환 등
(5) 소인증을 동반한 선천성 기형 증후군
(6) 유전적 소인증

둘째, '2차성 성장장애'로 이는 환경적인 인자에 의한 성장 부전을 말한다.

(1) 영양 결핍증
(2) 만성 질환 : 소화기계(국한성 장염, 궤양성 대장염 등), 비뇨기계(만성 신부전 등), 심혈관계(울혈성 심부전 등)
(3) 정신적 박탈성 소인증
(4) 내분비 계통의 질환 : 성장 호르몬 결핍증, 갑상선 기능 저하증, 성 조숙증, 당질 코르티코이드 과다, 가(성)부갑상선 기능 저하증, 인슐린 의존성 당뇨병

성장장애가 나타나면 이것을 일으키는 정확한 원인을 찾아내는 것이 중요하며, 각각의 원인에 따라 치료법이 달라진다. 예를 들어 영양 부족이 원인인 경우에는 각종 검사를 통해 그 결핍된 부분을 찾아 영양 및 칼로리를 충분히 보충해 주고, 성장에 관련된 각종 인자들이 부족한 경우에는 부족한 호르몬을 보충해 준다. 또한 체질성體質性 성장 지연의 경우에는 느린 성장 속도가 원인으로, 천천히 클 수 있기 때문에 일단은 치료 없이 그대로 지켜보면서 6개월~1년마다 성장 체크만 하다가 적절한 시기에 치료하면 된다.

성장 호르몬 치료는 성장 호르몬 결핍증, 신부전증, 터너 증후군 등에 효과가 있다고 알려져 있다. 그러나 반드시 의사의 진찰

과 지시에 따라 실시해야 한다. 그리고 활발한 연구가 이루어지고 있는 심한 자궁 내 발육 부전증, 일부 염색체 질환, 일부 골격계 질환 등에도 성장 호르몬 치료가 시도되고 있다. 성장 호르몬은 가정에서 주 5~7회 취침 전에 주사하는데, 사춘기가 끝나기 전인 14~16세 이전에 실시해야 효과가 있다. 그 시기가 지나면 성장 호르몬의 영향을 받는 성장판이 닫혀 효과를 볼 수 없다.

일반적으로 성장에 도움을 주는 생활수칙을 요약하면 다음과 같다.

(1) 성장 호르몬은 잠이 깊이 들었을 때 뇌하수체에서 분비되므로 항상 숙면을 취한다.
(2) 균형 잡힌 식사를 하고 인스턴트 식품을 삼간다.
(3) 적절하고 규칙적인 운동을 하여 성장 호르몬 분비를 증가시킨다.
(4) 지나친 스트레스는 성장 호르몬 분비에 방해가 되므로 적절하게 해소한다.

9

불임증

　근래에 들어 불임으로 상담해 오는 부부들이 많은데, 예전보다 불임의 비율이 높아지고 있는 추세이다. 의학적으로 불임이란 결혼한 부부가 피임 도구를 사용하지 않고 정상적인 부부생활을 1년 이상 지속하였는데도 임신이 되지 않는 경우를 말하며, 한 번도 임신한 적이 없는 경우를 1차성 또는 원발성 불임증, 임신한 적이 있는 경우를 2차성 또는 속발성 불임증이라고 부른다.

　불임증의 원인을 보면 남성의 인자나 여성의 인자에 문제가 있는 경우가 각각 40%(남자의 원인과 여자의 원인이 반반임을 알 수 있음), 남성 인자와 여성 인자 모두에 문제가 있는 경우나 원인 불명인 경우가 나머지 20%를 차지한다고 한다. 따라서 불임은 모두 여자의 책임이라고 하는 것은 의학적으로 전혀 근거가 없는 속설임을 알 수 있다.

불임의 경우 한·양방 의료기관의 진단과 치료가 모두 필요하다. 왜냐하면 한방에서는 주로 불임의 기능적인 부분을 다루고 양방에서는 불임의 기질적인 부분을 다루기 때문이다. 따라서 진단과 치료에서 양쪽의 의견에 모두 귀 기울이고 적합한 방법을 고려해야 하며, 경우에 따라서는 양쪽의 치료를 병행할 수도 있다.

한방으로 보는 불임증

예전과는 달리 환경 호르몬의 증가, 유해 전자파의 영향 등에 의해 눈으로 확인할 수 있는 '기질적인 이상'이 없는데도 임신이 안되는 경우가 많다. 양방병원에서 여러 가지 진단 장비를 이용해서 검사를 해도 이상이 없는데 불임이라면 빨리 한방병원으로 내원하여 치료받는 것이 바람직하다. 왜냐하면 이런 경우는 눈으로 확인할 수 없는 '기능성 장애'가 대부분이기 때문이다.

한방에서는 변증론치辨證論治와 유기능체계類機能體系라는 학술적 이론을 근거로 '기능'장애에 의한 불임을 극복할 수 있는 처방들이 개발되어 있어 정확한 진단의 절차를 거쳐 치료에 활용된다. 이런 경우 부부가 함께 진찰받고 치료하는 것이 원칙이다.

한의학에서는 남성 불임을 '남성불육男性不育', 여성 불임을 '여성불육女性不育'이라 하여 그 원인, 증상, 치법, 치방을 상세히 설명하고 있다. 불임 부부 중 기능성 장애인 경우는 한방 의료기관을 즉시 방문하여 부부가 함께 전문적인 한의학적 변증론치와 체질 진단을 통해 불임 치료를 받는 것이 좋다.

1) 남성불육男性不育(남성 불임)

원인은 기쇠불육氣衰不育(원기의 부족에 의한 불임), 정활불육精滑不育(정기의 부족에 의한 불임), 조설불육早洩不育(조루 등의 지속에 의한 불임), 정한불육精寒不育(정자의 운동성 부족 등에 의한 불임) 등으로 분류할 수 있으며 이에 따른 치방들로는 십보환, 삼기부정단, 녹용인삼환, 육미지황탕, 팔미지황탕, 대환단, 보진환, 천금종자환, 오자연종환, 온신환, 고본건양단, 양기석환 등이 있다.

2) 여성불육女性不育(여성 불임)

원인은 오상불잉五傷不孕(다섯 가지 손상에 의한 불임), 체비불잉體肥不孕(비만에 의한 불임), 체수불잉體瘦不孕(저체중에 의한 불임), 겁약불잉怯弱不孕(정신적인 쇠약에 의한 불임), 허한불잉虛寒不孕(몸이 허약하고 찬 것에 의한 불임), 산가불잉疝瘕不孕(아랫배가 불룩하게 두드러지고 밀면 이동성이 있으며 아픈 것에 의한 불임), 질투불잉嫉妬不孕(정신적인 스트레스 때문에 간의 기운이 뭉치는 간기울결肝氣鬱結에 의한 불임), 골증불잉骨蒸不孕(허로병으로 뼛속이 후끈후끈 달아오르는 증상에 의한 불임), 음한불잉陰寒不孕(음기와 찬 기운이 심해서 오는 불임), 소복급박불잉小腹急迫不孕(아랫배가 당기면서 오는 불임), 부종불잉浮腫不孕(부종에 의한 불임) 등으로 분류하고 있다.

치방으로는 대보음환, 귀비탕, 오수유탕, 지백청열탕, 사역산,

감맥대조탕, 월국환, 이진탕, 가미보중익기탕, 양정종옥탕, 승제탕, 사군자탕, 육미환, 승대탕, 개울종옥탕, 가미향부환, 조경종옥탕, 청골자신탕, 온포산, 진계환, 속사융생단, 관대탕, 화수종자탕, 가미양영환, 팔진익모환, 좌약광사환 등이 있다.

한방상식

(1) 한방에서 불임의 예방과 치료에 좋다고 알려진 약차로는 산약차가 있다. 평소에 소화 불량으로 고생하는 사람이 산약차를 복용한다면 위장 질환도 예방할 수 있다. 산약山藥은 일반적으로 '마'라고 하는 것으로 "산약감온선보중山藥甘溫善補中 이비지사익신공理脾止瀉益腎功(산약은 맛이 달고 약성이 따뜻하다. 소화기를 튼튼하게 하며 비장을 강화하고 설사를 멎게 하며 신장 기능도 보강한다.)"이라하여 건비健脾(비장을 건강하게 함), 보폐補肺(폐 기능을 강화함), 고신固腎(신장 기능을 보강함), 익정益精(정기를 증강시킴)의 효능을 가지고 있다. 산약은 이와 같은 효능 때문에 한의학적으로 정기와 생식 기능을 포함하는 기능 계통인 신腎(콩팥)의 기능을 강화하여 불임의 예방 및 치료에 도움이 된다. 또한 남성의 정자 생성을 촉진하므로 정자 부족에 의한 남성 불임에도 많은 도움을 준다.

깨끗한 물 1ℓ에 산약(마) 30g, 감초 5g, 대추 10개 정도를 넣고 약한 불로 1시간 정도 끓여서 아침저녁으로 약 80㎖씩 임신이 될 때까지 남편과 아내가 함께 꾸준히 복용한다. 임신이 확인되면 복용을 중지하면 된다.

이와 같이 마를 약차로 복용할 수도 있고 생生으로 먹을 수도 있으며, 쌀로 죽을 쑨 후에 마를 잘게 썰어 넣어서 다시 끓여 마 죽의 형태로 먹어도 좋다. 또는 적절한 두께로 썰어서 구워 복용 해도 무방하다.

(2) 또한 불임에 유익한 견과류로 호두가 있다. 호두는 한의학 에서 '호도육胡桃肉'이라 칭하여 보양약으로 분류되고, "호도육 감온능보신胡桃肉甘溫能補腎 흑발유복과막긴黑髮猶復過莫緊(호도육은 맛이 달고 약성이 따뜻하다. 능히 신장을 보강하며 머리털을 다시 검게 한다. 그 러나 과용하면 안 된다.)"이라 하여 보신고정補腎固精(신장 기능을 강화하 고 정기를 단단하게 갈무리함), 온폐정천溫肺定喘(폐의 기능을 따뜻하게 잘 유지하며 천식을 멈추게 함), 윤장潤腸(장 기능을 윤활하게 함)의 효능을 가지고 있다. 신 기능의 허약에 의한 불임에 도움이 되므로 남편 과 아내 모두 임신이 될 때까지 하루에 일정량을 복용하면 도움 이 된다. 그러나 『동의보감』에 보면 호두는 그 성질이 온溫하므 로 너무 많이 먹으면 좋지 않다고 설명하고 있으므로 하루에 3~4 개 정도를 복용하면 적당하다고 볼 수 있다.

양방으로 보는 불임증

불임을 논하기 전에 우선 정상적인 임신을 하기 위한 최적의 조 건부터 알고 있을 필요가 있다. 잘 알다시피 여성은 1개월에 1개 의 난자를 배란하는데, 이 기간에 부부관계를 맺으면 정자와 난자

가 만나서 수정이 되고, 수정란이 여자의 자궁으로 들어가서 자궁
벽에 달라붙으면 비로소 임신이 되는 것이다. 그러므로 임신이 잘
되려면 남성의 정자와 여성의 난자가 건강해야 함은 당연하다. 또
한 정자가 배출되는 통로인 정관과 난자가 배출되는 통로인 난관
이 막히지 않고 잘 뚫려 있어야 하며, 자궁의 입구인 자궁 경부에
는 정자가 좁은 통로를 잘 헤엄쳐서 통과할 수 있도록 끈끈한 점
액이 충분하게 분비되어 있어야 한다. 그리고 수정란이 착상되는
자궁 또한 해부학적으로나 기능적으로 이상이 없어야 한다. 이상
의 어느 한 가지라도 문제가 있으면 불임증이 생기게 되는 것이다.

한방에서는 이러한 임신의 조건을 '종자지도種子之道(임신할 수
있는 방법)'로 설명한다. 종자지도에는 크게 네 가지가 있는데 택
지擇地(땅을 선택한다는 의미), 양종養種(씨앗을 기른다는 의미), 승시乘時
(적절한 때를 만난나는 의미), 투허投虛(비어 있는 곳으로 들어간다는 의미)
가 그것이다. 현대 의학으로 설명하자면 '택지'란 여자가 배란하
는 것을 말하고, '양종'이란 남자가 건강한 정자를 잘 길러서 사
정하는 것을 말하며, '승시'란 정자와 난자가 적절한 때를 만나
수정이 되는 것을 말하고, '투허'란 수정란이 자궁벽에 착상하는
현상으로 이해된다.

불임의 원인은 크게 남성 인자와 여성 인자로 나눌 수 있으며,
여성 인자의 원인에는 배란장애가 약 40%, 난관 폐쇄가 40%, 기
타 자궁강 내 원인, 복강 내 유착, 면역 인자 등이 있다. 특히 배
란장애는 가장 흔한 불임 원인 중 하나로서 시상하부 및 뇌하수체

질환, 갑상선 질환, 부신 질환 등과 구별하여야 하며, 치료 효과가 상대적으로 높은 편이다. 난관 폐쇄 및 복강 내 유착도 배란장애만큼이나 흔한데, 이는 수정이 이루어지는 장소인 난관 내의 환경이 정상적으로 유지되지 못하여 불임이 되는 것이다.

불임 검사에서 가장 먼저 실시해야 하는 것은 남성의 정액 검사이다. 정액 검사는 비교적 간단하게 시행되며, 이 검사 결과에 따라서 불임의 진단과 치료의 방향이 결정된다. 여성의 경우 불임 검사는 월경주기 중 일정한 시기에만 실시할 수 있으므로, 그 검사 시기를 놓치게 되면 다음 월경주기로 넘어가야 하니 주의를 요한다.

일반적인 불임 검사의 종류로는 기초 검사 및 호르몬 검사, 성교 후 검사, 난관조영술, 배란 검사, 진단복강경 검사 및 자궁경 검사, 정액 검사 등이 있다.

불임증의 치료는 크게 '기본 치료'와 '보조 생식술'로 나눌 수 있다. 기본 치료는 불임의 원인 인자를 교정하는 치료로서 정상적인 부부관계를 통해서 자연임신을 도모하는 방법이다. 불임의 원인 인자에 따라 남성 인자의 외과적 치료 및 내과적 치료, 배란 유도 치료, 난관 성형 수술, 자궁 기형 수술, 복막 인자 치료, 면역 인자 치료 등을 할 수 있다.

보조 생식술이란 정자 처리 후에 처리된 정자를 자궁 속으로 주입하는 인공수정과 여성의 난소에서 직접 난자를 채취하여 불임 치료에 이용하는 모든 시술방법을 총칭한다. 체외수정 시술, 생식세포 난관 내 이식, 접합자 난관 내 이식, 배아 난관 내 이식, 투명대하정자 주입술, 난자 세포질 내 정자 주입술 등의 다양한 방법으로 발전하고 있다. 이와 같은 보조 생식술은 많은 불임 부부에게 혜택을 주고 있으나 아직도 출산 성공률이 30% 전후에 머무르고 있다.

10

알레르기 질환

알레르기란 용어는 희랍어에서 유래되었으며 '이상반응'이라는 뜻을 가지고 있다.

알레르기란 인체의 면역체계가 외부 물질에 대해 일종의 과민반응을 일으키는 현상으로, 세균이나 바이러스와 같은 병원체를 공격해야 하는 몸 안의 면역체계가 인체에 별로 해롭지 않은 물질에 대해서 지나치게 과민한 반응을 보여 염증 또는 발작 등을 일으키는 것을 말한다. 집 먼지, 진드기, 곰팡이, 꽃가루, 화학물질, 애완동물의 털 또는 비듬 등이 알레르기 반응을 일으킨다고 알려져 있다.

따라서 알레르기라는 것은 인체 밖의 다른 물질에 대한 인체의 이상반응을 일컫는데, 이는 대부분의 보통 사람들에게는 아무 문제도 일으키지 않는 물질이 어떤 사람에게만 과잉반응을 일으키는 현상을 말한다. 대표적인 알레르기 질환으로는 기관지 천식, 알레르기성 비염, 알레르기성 결막염, 아토피성 피부염, 접촉성 피부염, 두드러기 등이 있다.

이러한 알레르기 질환이 최근에 갑자기 늘어난 이유를 전문가들은 다음의 여섯 가지로 설명한다. 첫째 위생 상태의 개선, 둘째 주거 환경의 변화, 셋째 새로운 알레르겐(알레르기를 유발하는 물질)의 등장, 넷째 농약의 대량 살포에 의한 먹이사슬의 파괴, 다섯째 대기오염의 악화, 여섯째 흡연 인구의 증가가 바로 그것이다.

한방으로 보는 알레르기 질환

알레르기 질환에 대한 한방에서의 대처방법 및 치료법은 각 개인의 체질 개선을 통해 인체 내의 면역력을 극대화시켜 알레르겐에 대한 저항력을 키우는 방법이 대부분이다. 여기에는 체질 약물 치료, 체질 침구요법, 체질 식이요법 등이 포함된다.

알레르기의 대표적인 질환은 기관지 천식인데, 일단 발생하면 주기적으로 발생하여 수년 또는 일생 동안 고통을 받게 된다. 따라서 기관지 천식은 예방이 중요하며, 한방에서는 한약의 면역학적 치료로 체질 개선을 통해 부작용 없이 치료하려고 노력한다.

특히 한방에서는 사상체질을 정확하게 진단한 후 치료한다. 일례로 알레르기성 비염은 태음인이 70% 정도의 비중을 차지하는

데 콧물과 재채기가 많으므로 소청룡탕(한방에서 기관지염, 천식, 알레르기성 비염 등에 쓰는 처방)류의 방제方劑(한약 처방을 말하는 한의학적 용어)를 투여한다. 소양인은 20% 정도를 차지하는데 코 막힘이 많으므로 형방패독산(한방에서 감기 · 독감 등에 쓰는 처방)류의 방제를 투여하고, 소음인은 10% 정도를 차지하는데 콧물, 재채기, 코 막힘이 복합적으로 나타나므로 당귀작약산(한방에서 알레르기성 비염 등에 쓰는 처방)류의 방제를 투여한다.

 한방상식

한방에서 알레르기의 예방과 치료에 좋다고 알려진 약차로는 금은화 · 연교차가 있다. 금은화는 "금은화감한옹선퇴金銀花甘寒癰善退 미성즉산이성궤未成則散已成潰(겨우살이 꽃은 맛이 달고 약성이 차다. 몸에 나는 부스럼, 종기 따위인 옹저를 잘 물리치며 종기가 채 되지 않은 옹저는 헤쳐 버리고, 종기로 자란 것은 터뜨린다.)"라 하여 청열해독淸熱解毒(열을 내리고 독을 제거함), 양산풍열凉散風熱(몸 안의 풍열을 서늘하게 흩어 줌)의 효능을 가지고 있고, 연교는 "연교고한소옹독連翹苦寒消癰毒 기취혈응습열속氣聚血凝濕熱屬(개나리의 열매는 맛이 쓰고 약성이 차다. 부스럼 독, 기가 뭉친 것, 습기와 열기 등을 치료한다.)"이라 하여 청열해독, 소종산결消腫散結(종기를 없애고 뭉친 것을 풀어 줌)하는 효능과 함께 알레르기의 예방과 치료에 효과가 있다.

깨끗한 물 1ℓ에 금은화 8g, 연교 8g, 감초 4g을 넣고 약한 불로 1시간 정도 끓여서 아침저녁으로 어른은 80㎖씩, 소아는 40㎖씩

6개월 정도 꾸준히 복용한다.

양방으로 보는 알레르기 질환

양방에서 알레르기 질환에 대처 또는 치료하는 방법은 다음과 같다.

첫째, 알레르기를 유발하는 물질을 찾아서 피하는 방법이다. 이를 '회피요법'이라고 하는데, 여기서 중요한 것은 알레르기를 일으키는 물질을 정확하게 알아내는 것이다. 이를 위해 시행하는 것이 '알레르기 유발 검사(피부단자 검사)'이다. 알레르기 질환은 잘 낫는 병이 아니므로 원인 인자를 무조건 피하는 것이 상책이다.

알레르기 질환에 대처하는 두 번째 방법은 바로 약물요법이다. 약물요법에는 '대증요법對症療法'과 '예방요법'이 있다. 대증요법은 콧물, 코 막힘, 호흡 곤란, 기침 등의 알레르기 증상들을 가라앉히는 요법이고, 예방요법은 알레르기 염증반응을 억제함으로써 증상의 발작을 미리 예방하는 요법이다.

셋째, 면역요법이다. 꾸준하게 면역요법을 실시하여 알레르기에 대한 면역력을 갖게 하는 방법이다. 면역요법에는 초기 치료와 유지 치료가 있다. 초기 치료는 특정한 알레르겐에 대한 면역력을 얻을 때까지 1주일에 1~2회 정도 병원을 방문해서 주사를 맞는 것이며, 초기 치료로 어느 정도의 면역력이 생긴 후에는 유지 치료로 넘어간다. 유지 치료는 최소한 3년 이상 병원을 방문하여 주사를 맞으면서 체질이 다시는 바뀌지 않도록 유지하는 것을 말한다.

11

간 질환(간염, 지방간, 간경변, 간암)

간 질환은 우리나라 40대의 사망 원인 1위인 만큼, 간은 우리 몸에서 중요하고 다양한 역할을 한다. 간 질환에는 우리가 흔히 잘 알고 있는 간염, 지방간, 간경변, 간암 등이 있는데 간 질환의 최종적 종착역인 간암의 경우, 그 대부분은 '간염 → 만성 간염 → 간경변증 → 간암'의 과정을 거친다. 따라서 이러한 간암을 예방하려면 간염에 걸리지 않도록 주의하고, 걸렸으면 확실하게 치료해야 한다. 간암의 증상으로는 일반적으로 오른쪽 상복부의 묵직한 통증과 체중 감소 및 식욕 부진이 있을 수 있다. 또한 술이 간염과 간경변의 주요 요인이므로 간 질환의 예방과 치료를 위해 절주 또는 금주를 해야 한다.

간 질환의 예방을 위해서도 역시 정기검진은 매우 중요한데, 정기검진 대상은 남자 30세, 여자 40세 이상으로 6개월마다 의사의 지시에 따라 복부 초음파 검사와 간암 환자의 약 85% 정도에서 그 수치가 오르는 'AFP(Alfa Fetoprotein, 알파태아단백)' 검사를 받아야 한다.

한방으로 보는 간 질환

한방에서는 "간자肝者 장군지관將軍之官 모려출언謀慮出焉(간은 장군과 같은 강인한 장기이며 모려[계획 또는 책략]가 나오는 장기이다.)"이라고 하여 간을 한 국가의 국방을 담당하고 있는 장군에 비유하였다. 그만큼 간을 인체의 방어 역할을 하는 매우 강인한 장기로 인식하였다. 즉, 외부에서 수많은 적(병을 일으키는 원인)들이 침범한다고 해도 간이 건강하여 이를 제거(해독)할 수 있는 기능을 가지고 있다면 인체는 평온하여 내상 질환이 발생하지 않을 것이고, 반대로 제 기능을 발휘하지 못한다면 늘 피로하여 소화도 안 되고 신경이 예민하여 여러 가지 내상병을 유발하게 된다는 것이다. 또한 한의학적으로 간은 육체적으로는 혈血을 저장하며, 정신적으로는 혼魂을 보호하는 장기로서 일체의 계획이나 책략, 근심과 걱정, 생각과 마음 씀씀이 등이 모두 여기에서 나온다고 인식된다.

이러한 간에 병이 일어나는 간 병증은 다음과 같다. 한의학에서는 분노, 과로, 과음, 음식 부조절 및 약의 잘못된 복용 등으로 간이 나빠지는 경우가 있다고 본다. 이런 경우 간 기능계에 속하는 눈이 희미하여 잘 안 보이고, 귀가 잘 들리지 않고 두려움 등을 느끼며, 잘 노여워하고 양 옆구리가 아프며 아랫배가 당기기도 한다. 이것이 한의학의 간 병증인데 치료법은 과로와 스트레스를 피하고, 안정 상태에서 편식하지 않는 것이다. 그리고 마음을 항상 즐겁게 하며, 휴식을 충분히 취하고, 한방 의료기관의 진찰을 통해 적절한 투약과 치료를 하면 호전될 수 있다.

한방에서의 간 병증의 종류에는 크게 다음과 같은 12가지가 있고 각각의 원인에 따른 증상, 치법, 치방이 상세하게 나와 있다. 따라서 간 질환이 있어서 한방 치료를 원하는 경우에는 반드시 한방 의료기관을 방문하여 전문적인 진찰에 따른 약물치료, 침구치료, 레이저침 치료, 체질 식이요법, 체질 운동요법 등의 정확한 치료를 받아야 한다.

(1) 실증實證 : 간울肝鬱, 간화상염肝火上炎, 간중열증肝中熱證, 간열증肝熱證, 간옹증肝癰證, 간저증肝著證, 간심통肝心痛, 간창증肝脹證, 간적증肝積證, 한체간맥寒滯肝脈, 간담습열肝膽濕熱, 습열순간경하주濕熱循肝經下注

(2) 허증虛證 : 간혈부족肝血不足, 간음부족肝陰不足, 간양상항肝陽上亢, 혈조생풍血燥生風, 간기부족肝氣不足, 간양부족肝陽不足, 간기증肝氣證, 간허한증肝虛汗證, 간허열증肝虛熱證, 간로증肝勞證, 간손증肝損證, 간수증肝水證, 간비증肝痺證, 간궐증肝厥證, 간증肝蒸, 간절증肝絶證

(3) 간풍내동肝風內動 : 간양화풍肝陽化風, 열극생풍熱極生風, 혈

허생풍血虛生風

(4) 간상증肝傷證

(5) 두통頭痛

(6) 현훈眩暈

(7) 황달黃疸

(8) 협통脇痛

(9) 적취積聚

(10) 창만증脹滿證

(11) 노권상勞倦傷

(12) 주상酒傷

한방에서의 간병肝病에 대한 치법과 치방은 대개 '치간 30법治肝三十法'으로 요약되는데, 여기에서는 치법의 종류만 열거하기로 한다. 치방은 한방 의료기관의 진찰에 따라야 하는데, 처방에 따라 복용하면 양호한 치료 효과를 얻을 수 있다.

〈치간 30법(간의 병증을 치료하는 30가지 치법)〉

① 소간이기疏肝理氣 : 간의 기운이 잘 소통되게 함.

② 소간통락疏肝通絡 : 간의 경락을 소통시킴.

③ 유간柔肝 : 간이 굳어지지 않게 함.

④ 완간緩肝 : 간의 기능이 지나치게 치솟는 것을 누그러뜨림.

⑤ 배토설목培土泄木 : 오행의 원리에 의해 목극토木克土하므로 토土의

기운을 돋워서 간에 해당되는 지나친 목木의 기운을 배설시킴.

⑥ 설간화위泄肝和胃 : 오행에서 목극토木克土라고 하는데 목木은 간에 해당하고 토土는 비위에 해당하므로 지나친 간의 기운을 배설시켜 위장을 편안하게 하는 치료법

⑦ 설간泄肝 : 지나치게 왕성한 간의 기운을 배설시킴.

⑧ 억간抑肝 : 간의 기운이 치솟는 것을 억제하는 치법

⑨ 식풍화양熄風和陽 : 자연계의 바람의 특성과 유사한 간의 풍風을 가라앉혀 양陽의 기운을 안정시킴.

⑩ 식풍잠양熄風潛陽 : 간풍肝風을 가라앉혀 간양肝陽을 잠잠하게 함.

⑪ 배토저풍培土佇風 : 토土의 기운을 돋워서 목木의 기운인 풍風이 왕성해지는 것을 막음.

⑫ 양간養肝 : 간의 기운을 양성함.

⑬ 난토이어한풍暖土以御寒風 : 토土의 기운을 따뜻하게 하여 목木의 찬 바람이 왕성해지는 것을 제어함.

⑭ 청간淸肝 : 간의 기운을 맑게 함.

⑮ 사간瀉肝 : 간열肝熱 등을 배설시킴.

⑯ 청금제목淸金制木 : 오행에서 금극목金克木이므로 금金의 기운을 잘 유지하여 목木의 기운이 지나친 것을 제어함.

⑰ 사자瀉子 : 오행 상생상극 이론에서 지나치게 실實한 장기가 상생하는 장기의 기운을 배설시킴.

⑱ 보모補母 : 오행 상생상극 이론에서 지나치게 허虛한 장기를

상생하는 장기의 기운을 도움.

⑲ 화간化肝 : 간에 침범한 사기邪氣를 변화시켜 해가 없게 함.

⑳ 온간溫肝 : 간에 침입한 찬 기운을 몰아내어 간의 기운을 따뜻하게 유지함.

㉑ 보간補肝 : 간의 허증을 보함.

㉒ 진간鎭肝 : 간의 열熱과 풍風을 진정시킴.

㉓ 염간斂肝 : 간에서 지나치게 발산되는 기운을 수렴시킴.

㉔ 평간平肝 : 간에서 풍風이 발생하는 것 등을 막아 간을 평안하게 만듦.

㉕ 산간散肝 : 간열肝熱 등을 발산시킴.

㉖ 수간搜肝 : 간의 원래 기능을 되찾게 함.

㉗ 보간음補肝陰 : 간의 부족한 음을 보강함.

㉘ 보간양補肝陽 : 부족한 간양을 보강함.

㉙ 보간혈補肝血 : 부족한 간혈을 보강함.

㉚ 보간기補肝氣 : 부족한 간기를 보강함.

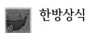 **한방상식**

한방에서 간 질환의 예방과 치료에 좋다고 알려진 약차로는 인진호차와 구기자차 등이 있는데, 구기자차는 특히 지방간의 예방과 치료에 도움이 된다.

(1) 인진호茵蔯蒿는 "인진고한퇴달황茵蔯苦寒退疸黃 사습이수청열량瀉濕利水淸熱良(사철쑥은 맛이 쓰고 약성이 차다. 황달을 치료하고 습기

를 제거하며 열을 없애는 데 효능이 우수하다.)"이라 하여 청리습열淸利濕熱
(습과 열을 없앰), 퇴달황退疸黃(황달을 치료함)의 효능을 가지고 있다.

깨끗한 물 1ℓ에 사철쑥(인진쑥) 말린 것 20g, 감초 5g, 생강 5g 정도
를 넣고 약한 불로 1시간 정도 끓여서 아침저녁으로 80㎖씩 복용한다.

(2) 구기자枸杞子는 "구기감한첨정수枸杞甘寒添精髓 명목거풍양
사기明目祛風陽事起(구기자의 열매는 맛이 달고 약성이 차다. 인체의 정수精
髓를 보강하고 눈을 밝게 하며 인체 내의 비정상적인 풍風의 기운을 없애고 성
호르몬을 보강한다.)"라고 하여 자신滋腎(신장 기능을 강화함), 윤폐潤肺
(폐 기능을 윤택하게 함), 보간補肝(간 기능을 보강함), 명목明目(눈을 밝게
함)의 효능을 가지고 있다.

깨끗한 물 1ℓ에 구기자 10g, 백복령 5g, 감초 5g, 생강 5g 정도를
넣고 약한 불로 1시간 정도 끓여서 아침저녁으로 80㎖씩 복용한다.

양방으로 보는 간 질환

1) 간염

최근의 보고에 따르면 우리나라 간암 원인의 68.2%는 B형 간
염, 13.6%는 C형 간염으로서 B형 간염과 C형 간염이 전체 원인
의 80% 이상을 차지한다고 한다. 따라서 간암에 걸리지 않으려면
우선 간염을 잘 예방하고 치료해야 한다.

간염은 쉽게 완치되는 병이 아니므로 일단 발병하면 의사를 절
대적으로 신뢰하고 의사의 처방에 따라 약물요법, 생활요법, 식

이요법 등을 꾸준하게 병행하여야 한다. 현재 개발된 '인터페론'이나 '라미뷰딘' 등의 치료약도 간염 바이러스의 활동을 억제할 뿐이다. 또한 검증되지 않은 민간요법은 큰 화를 불러일으킬 수 있으므로 그 유혹에 넘어가서는 안 된다. 그리고 일상생활에서 안정을 취하면서 단백질(생선, 닭고기의 가슴살, 콩, 달걀, 우유, 두부 등)과 비타민(비타민 A · C · E · B₁ · B₁₂ · 엽산 등)이 많은 음식을 섭취한다. 간염 환자들도 침대에 누워 있는 것보다는 무리하지 않는 범위에서 적절하게 움직여 주는 것이 좋으며, 잠은 충분히 자야 한다.

참고로 미국의 'B형 간염 재단'이 권장하는 생활수칙을 요약하면 다음과 같다.

(1) 간 전문 의사를 찾아가서 간염 검사 및 치료에 관한 최신 정보를 얻는다.

(2) 간 전문 의사에게 최소한 1년에 한 번 또는 그 이상의 정기 검진을 받고 꾸준하게 간을 돌본다.

(3) 간을 손상시킬 수 있는 술은 아예 끊든지 아니면 절주節酒한다.

(4) 담배는 피하거나 끊는다.

(5) 만약 B형 간염이 있는 임산부라면 분만 직후에 꼭 신생아에게 B형 간염 백신과 면역 글로불린을 투여하여 아기를 감염에서 보호한다.

(6) 지방을 줄이고 신선한 야채 중심의 균형 잡힌 식단을 갖춘다.

2) 지방간

일반적으로 사람들은 지방간을 대수롭지 않게 생각하는 경향이 있으나 지방간은 간경화 또는 간암으로 이어질 수 있는 화근이 되는 질환이다. 지방간은 발생 원인에 따라 크게 알코올성 지방간과 비알코올성 지방간으로 분류된다. 비알코올성 지방간의 원인에는 당뇨, 비만, 고지혈증 등의 대사 이상이 있다.

따라서 지방간의 치료와 생활수칙은 크게 세 가지로 요약할 수 있다.

(1) 알코올성 지방간의 경우는 그 단계에서 완전히 금주를 하면 거의 100% 회복이 가능하다.

(2) 술, 담배를 끊고 당뇨, 고지혈증 등의 원인 질환을 치료한다.

(3) 비만에 의한 지방간의 경우는 1주일에 0.5~1kg 미만으로 서서히 체중 감량을 실시한다.

3) 간경변

사람들이 흔히 간경화라고 부르는 간경변증은 만성 B형 간염, 만성 C형 간염, 알코올성 간염, 경화성 담도염 등 여러 가지 원인에 의해서 간이 섬유화되어 굳어지면서 간 기능이 저하되는 증세를 말한다.

간경변증을 일으키는 원인은 다양한데 70~80% 정도는 B형 간염 바이러스, 10~15%는 C형 간염 바이러스에 의해 발생한다. 술에 의한 간경변은 하루 평균 80㎎의 알코올, 즉 소주 1병 또는 맥주 4병 정도를 남자는 20년 이상, 여자는 10년 이상 마셨을 때 30% 정도 발병한다고 알려져 있다.

간경화가 발생하면 의사와 상의하여 정확한 검진을 받고 치료방법, 식이요법, 생활수칙 등을 상의하여 실천하는 것이 중요하다. 각종 검증되지 않은 약들을 의료기관의 자문도 구하지 않고 검증되지 않은 장소에서 구해서 복용하는 것은 대단히 위험하다.

4) 간암

간암은 다른 암들과는 달리 병을 일으키는 원인 인자가 매우 뚜렷하다고 볼 수 있다. 따라서 그 원인들을 잘 알면 간암의 예방 및 치료가 훨씬 쉬워진다. 예를 들어 간염이 간경변으로 발전하여 간암으로 진행되는 경우에는 가장 기본적인 원인이 되는 간염을 잘 치료함으로써 간암 발생의 많은 부분을 예방할 수 있는 것이다.

그러나 일반적으로 간암의 치료가 쉽지 않은 것이 사실이다. 하지만 포기할 필요는 없다. 우선 간암의 치료법을 결정할 때 간암의 진행 정도와 간경변증에 의한 간 기능의 저하 정도를 아는 것이 중요하다. 간암의 치료방법도 의료기관과 의사의 치료 성향에 따라 다를 수 있으므로 2~3군데의 의료기관을 방문하여 상담한 후 신중히 결정해야 한다.

12

순환계 질환(고혈압)

우리가 잘 알고 있듯이 순환계 질환 중에서 고혈압은 인간의 전체 질환 중에서도 가장 흔한 병으로 알려져 있다. 의학 통계가 아주 잘 되어 있는 미국의 경우도 병원을 찾는 이유 중에서 고혈압이 제1위를 차지하고 있다고 한다.

의학적으로 혈압이란 '좌심실이 수축할 때와 확장될 때 말초동맥에 전파되는 파동의 압력'을 말한다. 혈압은 때때로 변하기 때문에 혈압을 측정할 때는 심신이 안정된 상태에서 반복하여 측정한다. 혈압 측정 시의 기본 수칙은 다음의 네 가지 정도로 요약할 수 있다.

(1) 5분 이상 충분히 앉아서 쉰 상태에서 잰다.
(2) 카페인이 든 음료를 1시간 이상 금한 상태에서 잰다.

(3) 15분 정도 흡연을 하지 않은 상태에서 잰다.

(4) 조용하고 따뜻한 곳에서 혈압 측정을 2회 반복해서 시행해
야 한다.

혈압이 140/90mmHg 이상이면 이 방법대로 다시 혈압을
3주 동안 일주일 간격으로 반복 측정하는데, 만약 계속 혈압이
140/90mmHg 이상으로 나오면 고혈압이라고 진단하게 된다.

2003년에 발표된 기준으로는 120/80mmHg 이하를 '정상 혈
압', 140/90mmHg 이상을 '고혈압', 정상 혈압과 고혈압의 사이
를 '전前 고혈압'이라고 명명하였으며, 140~159/90~99mmHg인
경우는 '고혈압 1기', 160/100mmHg 이상인 경우는 '고혈압 2
기'로 분류했다.

한방으로 보는 고혈압

고혈압은 한방에서는 '현훈眩暈', '간양상항肝陽上亢', '두통頭痛'
등의 범주에 속한다고 본다. 한의학 문헌 고찰을 통한 고혈압의
원인은 다음과 같이 요약할 수 있다.

1) 내경설內經說 - 풍風

한의학의 고전인 『황제내경』에서는 고혈압은 '허사적풍虛邪賊
風'의 침입으로 발병한다고 보았다. 이는 자연환경의 변화와 인체

내부 환경의 부조화에 의해서 풍이 발생하여 고혈압이 된다는 이론이다.

2) 하간설河間說 - 화火

금원사대가金元四大家의 한 사람인 유하간은 심화心火와 정신적 충격 등으로 '화'가 성하면서 풍이 발생하여 고혈압이 발생한다고 보았다.

3) 단계설丹溪說 - 습습濕

금원사대가의 한 사람인 주단계는 비만한 사람은 습濕이 많아서 담痰을 생기게 하고, 담은 열熱을 생기게 하는데, 열이 극에 달하면 풍風이 되어 고혈압이 발생한다고 보았다.

4) 동원설東垣說 - 기허氣虛

금원사대가의 한 사람인 이동원은 사람이 40세 이후가 되면 원기가 쇠약해지므로 기허생풍氣虛生風하여 고혈압이 발생한다고 보았다.

5) 신허설腎虛說

한의학적으로는 신수腎水가 부족해지면 오행설의 상생 원리에 의해 수생목水生木이 되지 않아 신수腎水가 간목肝木을 자양滋養하지 못해 간목이 고갈枯渴되어 간풍肝風이 발생하여 고혈압이 된다고 한다.

6) 사상체질설四象體質說

사상체질적으로 보면 태음인이 고혈압 발생률이 가장 높다. 태음인은 원래부터 간대폐소肝大肺小한 체질이므로 간열肝熱이 많아 쉽게 화풍化風하기 때문에 고혈압이 잘 생긴다는 것이다.

이상과 같은 이론에 의한 한의학적 고혈압의 치료법은 다음과 같다. 처방들은 반드시 한방 의료기관의 전문적인 진찰을 거친 후 상담하여야 한다.

1) 치풍지제治風之劑(풍風에 대한 고혈압 치료제)

내경설內經說에 따라 풍風을 다스림으로써 고혈압을 치료하는 방법으로 방풍통성산, 우황청심원, 양격산 등의 처방을 쓴다.

2) 치화지제治火之劑(화火에 대한 고혈압 치료제)

하간설河間說에 따라 화를 다스리는 것으로서 청열사화淸熱瀉火 (열을 식히고 화를 배출시킴)하는 황련해독탕, 삼황사심탕, 청상사화탕, 가미백호탕 등을 응용하고, 청간해울淸肝解鬱(간열을 식히고 간의 기운이 막힌 것을 풀어 줌)하는 가미소요산, 육울탕, 청간환, 시호가용골모려탕, 소시호탕 등을 사용한다.

3) 치담지제治痰之劑(담痰에 대한 고혈압 치료제)

단계설丹溪說에 따라 습濕과 거기서 생긴 담痰을 다스려 치료하

는 방법으로 청열도담탕, 가미온담탕, 거풍도담탕, 반하백출천마
탕, 청혈도담탕, 익통도담탕, 청훈화담탕, 영신도담탕 등을 응용
할 수 있다.

4) 치기지제治氣之劑(기허氣虛에 대한 고혈압 치료제)

동원설東垣說에 따라 기허氣虛를 다스리는 것으로서 곽향정기산,
성향정기산, 목향순기산, 소합향원, 정기천향탕, 분심기음, 오약
순기산 등으로 치료한다.

5) 치허지제治虛之劑(신허腎虛에 대한 고혈압 치료제)

신허설腎虛說에 따라 신허腎虛를 다스리는 것으로 육미지황탕,
좌귀환, 신기환, 사육탕, 자음강화탕, 음양쌍보탕, 지황음자 등을
응용한다.

6) 사상체질 처방

(1) 태음인(상초허인上焦虛人)의 고혈압

인체의 상초上焦(심폐 부위)가 허약한 체질이므로 청폐사간탕, 청
심연자탕, 우황청심원 등의 사상방四象方으로 치료한다.

(2) 소음인(중초허인中焦虛人)의 고혈압

인체의 중초中焦(비위 부위)가 허약하므로 성향정기산, 십이미관
중탕, 소합향원, 정기천향탕, 향부자팔물탕, 궁귀총소이중탕 등
의 사상방으로 치료한다.

(3) 소양인(하초허인下焦虛人)의 고혈압

인체의 하초下焦(간신 부위)가 허약한 체질이므로 양격산화탕, 지황백호탕, 형방지황탕, 독활지황탕 등의 사상방으로 치료한다.

한방상식

한방에서 고혈압의 예방과 치료에 좋다고 알려진 약차로는 하고초차가 있다. 하고초夏枯草는 "하고고한나영류夏枯苦寒瘰瘻瘤 파징산결습비추破癥散結濕痺瘳(꿀풀은 맛이 쓰고 약성이 차다. 결핵성 임파선염, 갑상선종 등을 치료하며, 인체 내에 병리적 물질이 맺힌 것을 풀어 주고 습기 때문에 생기는 신경통 등을 치료한다.)"라 하여 청간淸肝(간의 열을 식힘), 산결散結(뭉친 것을 풀어 줌)의 효능을 가지고 있다.

깨끗한 물 1ℓ에 하고초 20g, 대추 10개 정도를 넣고 약한 불로 1시간 정도 끓여서 아침저녁으로 80㎖씩 복용한다.

양방으로 보는 고혈압

고혈압은 원인에 따라 '1차성(본태성) 고혈압'과 '2차성 고혈압'으로 나눌 수 있다. 1차성 또는 본태성 고혈압은 그 원인을 명확하게 알 수 없는 경우로, 고혈압 환자의 약 90~95%가 이에 해당된다. 2차성 고혈압은 명확하게 원인이 발견되는 경우로, 전체 고혈압 환자의 5~10%가 이에 속한다. 2차성 고혈압의 원인으로는 신장 질환, 신동맥 협착증, 여성 호르몬이 들어 있는 피임약 복용,

혈압 상승 물질을 분비하는 내분비 질환 등이 있다.

고혈압을 치료할 때는 항상 비약물요법과 약물요법을 병행해야 하는데, 앞에서 설명했던 제1기 고혈압인 경우는 비약물요법으로 약 3~6개월 정도 철저하게 치료해 본 후 확장기혈압이 계속 95mmHg 이상이면 비약물요법과 함께 약물요법을 시작해야만 한다. 또 처음부터 아래 혈압인 확장기혈압이 100mmHg 이상이 면 바로 약물요법을 시작한다. 그러나 흡연자, 관상동맥 질환, 고 지혈증, 당뇨병 등을 앓고 있을 때에는 아래 혈압인 확장기혈압이 90mmHg 이상만 되면 약물요법을 추가적으로 실시하여 보다 더 철저하게 혈압을 조절해 나가야 한다.

고혈압 치료 시의 비약물요법으로는 다음과 같은 방법들이 있다.

(1) 체중을 감량한다.
(2) 저염식의 식사를 한다. : 소금은 혈액량을 증가시켜 혈압을 올리므로 섭취를 줄인다.
(3) 칼륨 섭취 : 야채와 같은 자연식품(강낭콩, 마늘, 애호박, 표고 버섯 등)에는 나트륨의 요배설을 촉진시키는 칼륨이 많아서 혈압을 하강시킨다.
(4) 칼슘 섭취 : 고혈압을 관리하려면 칼로리를 제한해야 한 다. 그러다 보면 치즈나 우유를 적게 먹게 되어 칼슘이 부 족해질 수 있는데, 이때 칼슘을 섭취하면 혈압 강하 효과가 있다.

(5) 음주를 절제한다.

(6) 등력성等力性 운동을 한다. : 걷기, 달리기와 수영 등의 등력성 운동은 칼로리를 소모시키고 교감신경을 누그러뜨리므로 고혈압을 예방할 수 있다.

(7) 심리적 긴장을 완화한다.

참고로 미국 국립보건원(NIH)의 고혈압 예방지침을 소개하면 다음과 같다.

(1) 하루에 최소 30분 이상 운동하라.

(2) 체중을 정상으로 유지하라.

(3) 술은 남자는 하루 2잔, 여자는 1잔으로 제한하라.

(4) 염분은 하루 2.4g 이하를 섭취하라.

(5) 칼륨은 하루 3.5g 이상을 섭취하라.

고혈압 치료 시의 약물요법은 위에서 설명한 비약물요법을 실시했는데도 혈압이 만족스럽게 떨어지지 않을 때에 사용한다. 제2기 이상의 고혈압은 특별한 변수가 생기지 않는 한 거의 평생 고혈압약을 복용해야 하는데, 그 이유는 약을 복용하지 않고 고혈압을 방치하면 수명이 단축되기 때문이다. 제2기 이상의 고혈압은 꾸준하게 약물치료를 하면서 최소한 매달 1회 정도는 일정한 조건에서 혈압 측정을 해야 한다.

13

위장 질환(위염, 위 · 십이지장궤양, 위암)

우리 국민들이 가장 많이 걸리는 암이 위암이듯이 위장 질환은 미리 발견하여 치료해 두는 것이 바람직하다. 멀쩡하던 위가 갑자기 위암이 되지는 않으므로 평소에 위염, 위 · 십이지장궤양 등의 위장 질환을 잘 관리하여 위암으로 발전하지 않게 해야 한다. 여기에도 역시 다른 질환들과 마찬가지로 한방과 양방을 구별할 필요가 없다. 양쪽에서 검증된 방법이라면 건강수칙을 잘 지켜서 위장 질환을 예방하는 것이 최선이다.

위는 우리가 스트레스를 받으면 음식 먹은 것이 체하듯이 감정의 영향을 그대로 받는 아주 예민한 장기이기 때문에 위가 편안해야 우리는 건강하게 장수할 수 있다.

또한 우리나라의 헬리코박터 파일로리균의 감염률이 50~60%로 다른 나라보다 높은데, 헬리코박터 파일로리균의 감염이 있는 상태에서 짠 음식과 탄 음식을 계속 즐겨 먹는다면 '세계 1위의 위암 대국'이라는 불명예를 지울 수가 없다. 일본을 제치고 '세계 1위의 건강수명, 평균수명 국가'라는 지위를 누리고 싶지 않은가? 축구, 야구에서는 일본을 이기려고 그렇게 힘쓰면서 정작 중요한 이런 일에는 소홀한 것이 사실이다.

그러나 한방과 양방에서 제시하는 섭생법과 건강수칙을 잘 지켜 나가면 4대 성인병과 그 원인이 되는 비만을 예방하고 조기 치료하여 우리나라가 '세계 1위의 건강수명, 평균수명 국가'가 될 수 있다고 필자는 확신한다. 우리 국민들은 저력과 근성이 있으므로 충분히 가능한 일이라고 본다.

한방으로 보는 위장 질환

허준의 『동의보감』에서는 위장을 '수곡지해水穀之海(우리가 섭취한 물과 음식물들이 모이는 곳)', '부숙지관腐熟之官(섭취한 음식물들의 소화가 일어나는 기관)'이라 하여 입에서 삼킨 음식들을 더욱 잘게 부수어 죽처럼 만들어 소화시키는 장기라는 의미로 사용하였다.

한방에서는 위장 질환을 크게 식상食傷, 탄산呑酸 및 토산吐酸, 구토嘔吐, 열격噎膈, 반위反胃, 위완통胃脘痛(위장과 그 주변 부위가 아픈 것) 등 증을 위주로 상세하게 분류하여 각각의 원인, 증상, 치법, 치방을 다양하게 설명하고 있다. 식상食傷이란 섭취한 음식물 때문에 위장이 손상된 병을 가리키며, 현대 의학의 급성 위염 및 만성 위염 등을 포괄하는 개념이다. 탄산呑酸이란 시큼한 위액이 가슴을 자극하며 따끔따끔 아프게 하는 것을 가리키며, 토산吐酸은 입 안으로 시큼한 위액이 올라오는 것을 말하는데, 둘 다 현대 의학적으로 보면 위산 과다증, 위 이완증, 위 확장증, 유문 협착증, 위암, 위 신경증 등에서 보게 되는 증상들을 나타낸 용어로 볼 수 있다. 『동의보감』에는 "물은 마실 수 있으나 딱딱한 음식물은 삼킬 수 없으며, 어찌어찌하여 삼키더라도 많이는 넘기지 못하는 것을 '열噎'이라고 하며, 삼키더라도 위에는 들어가기가 어렵고, 들어갔다고 할지라도 일정한 시간이 지나면 다시 토하는 것을 '격膈'이라고 한다."고 설명되어 있다. 따라서 '열격'은 현대 의학적으로 식도 협착, 식도암, 식도 경련 등의 개념이 포함되어 있다고 볼 수 있다. 또한 반위反胃는 목이나 가슴에는 이렇다 할 변화가 없고 식사를 하면 일단 위 내로 들어가 있다가 일정한 시간이 지난 후에 토하는 것이 특징이다. 여러 학자들의 연구를 종합하면 현대 의학의 위 확장증, 유문 협착증, 분문 경련증, 위암 등의 범주와 상통하는 측면이 있다고 볼 수 있다.

한방에서는 위장병의 경우 평소의 식습관 및 스트레스의 관리와 밀접한 연관이 있다고 본다. 특히 사상체질적으로 위장에 탈이 잘 나는 소음인 체질은 평소에 위장병이 오지 않도록 미리 위장의 기능을 강화해야 위염, 위궤양, 위암 등의 위장 질환을 예방할 수 있다고 본다.

한방에서의 위장 질환의 치료는 다른 질환들과 마찬가지로 미리 그 위험 인자를 없애는 치료인 치미병하는 치료가 우선 된다. 그리고 그 방법으로는 전문적인 망문문절 4진 진찰에 따른 약물 치료, 침구치료, 레이저침 치료, 체질 식이요법, 체질 운동요법 등이 있다.

식상의 경우 그 정도가 경미할 때는 소도消導(소화가 되도록 밑으로 내리는 것)시키는 치법을 사용하고, 중할 때는 공법攻法(설사를 하게 하는 방법)과 소도법을 같이 사용하며, 아주 중할 때는 토법吐法(구 토를 시키는 방법)이나 하법下法을 사용한다.

탄산이나 토산은 원인에 따라서 음식내상飮食內傷에 의한 것은 소도법, 비위허약脾胃虛弱은 온비건중溫脾健中(소화기를 따뜻하게 유지 하여 그 기능을 강화함)법, 간기울결肝氣鬱結(간의 기운은 맺히면 안 되는데 맺히는 것)은 소간조비疏肝調脾(간의 기운이 맺히지 않게 뚫어 주어 비장을 건강하게 해 줌)법으로 치료한다.

열격은 허실을 구별하여 허증은 보기익비補氣益脾(기를 보강하여 비장의 기운을 도움)법, 실증은 이기理氣(기를 다스림)법, 화담化痰(담을 삭힘)법, 활혈거어活血祛瘀(혈액순환을 돕고 어혈을 없앰)법 등으로 치료 한다. 반위反胃에는 온중건비溫中健脾(중초 부위인 비장을 건강하게 함) 하여 위기胃氣(위장의 기운)를 내리는 치법을 사용한다.

또한 다음의 한방상식이 위장 질환의 예방과 치료에 도움이 된다.

 한방상식
한방에서 위장 질환의 예방과 치료에 좋다고 알려진 약차로는 백출차, 둥굴레차, 산약차 등이 있다.

(1) 백출은 "백출감온건비위白朮甘溫健脾胃 지사제습겸담비止瀉
除濕兼痰痞(삽주 뿌리는 맛이 달고 약성이 따뜻하다. 소화기를 건강하게 하고,
설사를 멈추게 하며, 인체 내의 습기와 담을 제거한다.)"라 하여 보비익위
補脾益胃(소화기의 기능을 보강함), 조습화중燥濕和中(인체 내의 습기를 말
려 주고 소화기를 편안하게 함)의 효능을 가지고 있다.

깨끗한 물 1ℓ에 백출 20g, 감초 5g, 생강 5g 정도를 넣고 약
한 불로 1시간 정도 끓여서 6개월 정도 아침저녁으로 80㎖씩 복용
한다.

(2) 평소에 비위의 기능이 약한 사람들은 둥굴레차를 복용하는
것도 방법이 될 수 있다. 둥굴레는 한방에서 옥죽玉竹이라고 부르
는데 감甘·미한微寒하며 양음윤조養陰潤燥(음의 기운을 기르고 건조한
것을 윤택하게 함), 생진지갈生津止渴(진액을 생성하고 갈증을 멎게 함)
하는 효능을 가지고 있다. 즉 둥굴레는 위장의 진액을 보충해 주
는 일종의 보음약補陰藥이며, 위장의 진액 부족에 의한 속쓰림 또
는 구갈口渴, 구취口臭, 소곡선기消穀善飢(소화가 너무 빨리 되어 식사한
지 얼마 안 되어 금세 배고파지는 증상) 등에 효과가 있다.

깨끗한 물 1ℓ에 옥죽(둥굴레 뿌리 말린 것) 30g, 감초 5g, 생강 5g
정도를 넣고 약한 불로 1시간 정도 끓여서 6개월 정도 아침저녁
으로 80㎖씩 복용한다.

(3) 평소에 소화 불량이 심하다면 산약차를 복용하는 것이 위
장 질환 예방에 좋다. 산약은 일반적으로 '마'라고 하는 것으로

서 앞에서 설명했듯이 "산약감온선보중山藥甘溫善補中 이비지사익신공理脾止瀉益腎功(산약은 맛이 달고 약성이 따뜻하다. 소화기를 튼튼하게 하며 비장을 강화하고 설사를 멎게 하며 신장 기능도 보강한다.)"이라 하여 건비健脾(비장을 건강하게 함), 보폐補肺(폐 기능을 강화함), 고신固腎(신장 기능을 보강함), 익정益精(정기를 증강시킴)의 효능을 가지고 있다.

깨끗한 물 1ℓ에 산약(마) 30g, 감초 5g, 생강 5g 정도를 넣고 약한 불로 1시간 정도 끓여서 6개월 정도 아침저녁으로 80㎖씩 복용한다.

양방으로 보는 위장 질환

각 나라별 위암 발병률을 보면 우리나라는 10만 명당 73명으로, '세계 1위의 위암 대국'이다. 위암은 위장 질환의 마지막 종착지이므로 그 예방법을 잘 알아야 한다. 아울러 위염과 위·십이지장궤양 단계에서부터 조기에 치료하여 위암까지 발전하지 않게 해야 한다. 위암 및 위장 질환의 예방법은 세 가지 정도로 요약된다.

(1) 소금의 섭취량을 줄인다.

소금의 일부는 몸 안에서 아질산염으로 바뀌면서 위벽에 상처를 낸다. 이때 아질산염이 우리가 섭취한 음식물의 단백질과 섞이면서 강력한 발암물질인 '디트로소아민'으로 변해 암을 유발한다고 알려져 있다. 따라서 우리가 짠맛을 좋아할수록 위암 발병률도 높아짐을 명심해야 할 것이다.

(2) 헬리코박터 파일로리균의 감염을 막아야 한다.

위 내시경 검사, 요소 호기 검사, 혈액 검사 등으로 헬리코박터 파일로리균에 감염된 것이 확인되었다면 항생제와 제산제 등 몇 종 이상의 약물을 1~3주 정도 복용한다. 약간의 이견이 있기는 하지만 이렇게 하면 90% 이상 완치된다.

감염 경로는 대부분이 유아기의 아기에게 밥을 줄 때 뜨겁다고 부모가 '호호' 하며 입에 물었다 주거나, 또는 남녀 간에 키스를 할 때 침이 묻어 감염된다고 알려져 있다. 그 밖에 찌개 등을 큰 냄비에 끓여 식탁에 놓고 가족들이 따로 떠서 먹지 않고 각자의 숟가락을 한 냄비에 넣어 먹는 행위, 회식 자리 등에서 술을 마실 때 술잔을 돌리는 행위 등도 헬리코박터 파일로리균이 전파되는 경로가 될 수 있다. 따라서 뷔페로 먹을 때처럼 음식 그릇을 각자 따로 준비하여 덜어서 먹는 습관이 중요하다. 실제로 우리나라 성인의 헬리코박터 파일로리균 감염률은 70~80%로, 40~50% 수준인 미국보다 훨씬 높다고 알려져 있다. 어려서부터 자기가 먹을 음식은 따로 덜어 먹는 습관을 들이는 것이 평생의 위장 질환 예방을 위해 매우 중요하다고 하겠다.

(3) 우리가 익히 알고 있듯이 탄 음식을 주의해야 한다.

우리가 식당 등에서 먹는 구운 고기에서 탄 부분만을 골라내어 성분을 분석해 보니 발암물질로 알려진 PAH가 굽기 전에 고기에서 검출된 양인 3.4보다도 무려 145배나 많은 496으로 다량 검출되었다. 고기를 숯불에 구우면 기름이 숯에 떨어지면서 연기가 발생하는데, 이 연기가 다시 고기에 달라붙어 발암물질이 생성된다고 한다. 이렇게 탄 음식에서 발생되는 발암물질인 PAH는 자동차 배기가스 또는 담배를 필 때 발생하는 발암물질과 같다고 한다.

급성 위염은 위염을 일으킨 원인(아스피린 등의 약물, 맵고 짠 음식, 스트레스, 커피, 독한 술, 담배 등)을 없애고 부드러운 음식을 섭취하면 2~3일 내에 낫는다. 그러나 급성 위염을 일으키는 원인이 제거되지 않으면 만성 위염으로 진행된다. 만성 위염의 70~80%는 위·십이지장궤양과 위암을 일으키는 원인이라고 공식 발표(1994년 미국 국립보건원)된 '헬리코박터 파일로리균' 때문이라고 알려져 있으므로, 이 균을 없애 버리는 치료를 하면 이론상으로 만성 위염, 위궤양, 위암 등에 걸릴 가능성을 떨어뜨린다고 볼 수 있다.

또한 가장 흔한 위장병인 기능성(비궤양성) 소화 불량증은 보통 '신경성 위염'이라고 불리는데, 이것으로 진단되면 반드시 의사의 지시에 따라 약을 복용하고 생활 습관을 고치는 등 적극적으로 치료해야 한다.

일단 위암 진단을 받으면 지레 포기하지 말고 의사를 전적으로 믿고 따라야 한다. 왜냐하면 전이된 위암도 수술, 항암제 치료, 방사선 치료 등을 통해서 완치가 가능하며, 완치가 불가능하다고 해도 최소한 환자의 생존 기간을 크게 늘릴 수 있는 방법들이 있기 때문이다.

14

대장 질환(과민성 대장 증후군)

과민성 대장 증후군은 'irritable colon syndrome' 이라고 불리는데, 1929년 조던(Jordan)과 키퍼(Kiefer)가 처음으로 사용하기 시작했다. 과민성 대장 증후군이란 대장 주행大腸走行에 따른 통증과 그것에 잇따른 복부 불쾌감, 그 후에 오는 변비에서 설사에 이르는 배변 습관의 변화, 그리고 복부 불쾌감이 가장 나쁠 때 가느다란 대변을 배출하는 것의 세 가지 증상을 갖추었을 때에 그렇게 부르게 된다.

한방으로 보는 대장 질환

한방에서는 과민성 대장 증후군을 '칠정설七情泄', '허설虛泄', '기비氣秘' 등으로 설명한다. 이 과민성 대장 증후군과 관련된 인자로는 유전적 소질素質 또는 유소년 시절의 위장 질환을 잘 일으킬 수 있는 과잉보호, 부적절한 식사 습관, 그릇된 배변 습관, 신경질적 성격 등을 들 수 있으며, 사상체질 중 소음인과 태음인에서 흔하게 관찰된다.

일반적으로 정지情志(감정)의 실조失調(조화를 잃음)는 비위脾胃에 큰 영향을 주는데 뇌노惱怒(괴로워하고 화냄), 우사憂思(근심하고 깊이 생각함) 등의 정서적 변화가 장위腸胃에 이상을 초래하는 소인素因(본래의 원인)이 된다. 뇌노는 간을 상하게 하고, 우사는 비를 상하게 하므로 간기肝氣가 횡역범위橫逆犯胃(옆으로 넘쳐서 위장을 침범함)하여 운화運化(위장에서 음식물을 아랫부분으로 이동시킴) 기능이 실조되어 배변 기능에도 이상을 일으키게 된다. 따라서 칠정의 실조에 의한 기체氣滯(기가 소통되지 못하고 막힘) 현상은 심비心脾의 장애를 초래하여 2차적인 발병 요인이 된다. 또한 비위의 휴손虧損(기능의 부족)에 의한 중기 부족中氣不足(소화기의 기 부족)과 신장의 명문화命門火(생명의 근원이 되는 불 기운) 쇠퇴가 대장 운동에 영향을 주는 것으로 볼 수 있다. 이것은 한의학의 기본 원리인 오행의 상생상극 이론인 '목생화木生火 화생토火生土 토극수土克水' 또는 '목극토木克土'의 원리로 이해할 수 있다. 그러므로 한방에서 이와 같은 과민성 대장 증후군을 치료할 때 '안심신安心身(심신을 안정시킴), 순기행체順氣行滯(기의 흐름을 순조롭게 하고 기가 막힌 것을 풀어 줌), 건비온신健脾溫腎(비장의 기능을 강화하고 신장의 기운을 따뜻하게 유지함)'의 방법을 사용한다.

〈과민성 대장 증후군의 한방 치료원칙〉

① 식이요법 : 식후에 뚜렷하게 이 증상을 유발시키거나 악화시키는 음식물은 피해야 한다. 그러나 원칙적으로는 음식물을 골고루 섭취하는 것이 바람직하다. 술과 담배는 장에 자극을 주기 때문에 원칙적으로 금해야 한다. 그러나 지방이 많은 돼지고기, 닭고기, 자장면, 우유, 라면, 커피와 대변의 양을 늘리는 잡곡빵 및 보리빵 등의 잔사식(high fiber diet)은 선택적으로 허용한다.

② 생활수칙 : 적절한 운동, 휴식, 수면, 규칙적인 식사 및 배변 습관이 중요하다.

③ 정신요법 : 충분한 검사와 대화로 불안을 해소시키고 치료방법을 이해시킨다.

④ 치방 : 가미곽정산, 건비온담탕, 계지가용골모려탕, 보장건비탕, 시호가용골모려탕, 조위승기탕 등을 선용選用한다. 치방은 한방 의료기관의 전문적인 진찰을 거친 후 복용한다.

한방상식

한방에서 과민성 대장 증후군의 예방과 치료에 좋다고 알려진 약차로는 곽향차가 있다. 곽향은 "곽향신온지구토藿香辛溫止嘔吐 발산한습곽란주發散寒濕霍亂主(곽향은 맛이 맵고 약성이 따뜻하다. 구토를 멎게 하고 찬 기운과 습기를 발산시키며 곽란을 다스린다.)"라 하여 방향화습芳香化濕(방향성 향기로써 습기를 변화시켜 말림), 화중지구和中止嘔(소화기를 편안하게 하여 구토를 그치게 함), 발표해서發表解暑(인체의 표층을 발산시키고 더위 먹은 증상을 풀어 줌)의 효능을 가지고 있다. 대복피大腹皮는 "대복피신온하격기大腹皮辛溫下膈氣 건비소종차안위健脾消腫且安胃(대복피는 맛이 맵고 약성이 따뜻하다. 횡격막 부위에 기가 막힌 것을 내리며, 비장을 튼튼하게 하고, 부종을 가라앉히며, 또한 위장을 편안하게 한다.)"라 하여 하기관중下氣寬中(기를 밑으로 내리고 소화기를 편하게 함), 행수소종行水消腫(인체 내의 수액을 움직이게 하고 부종을 없앰)의 효능을 가지고 있다. 후박厚朴은 "후박고온소창만厚朴苦溫消脹滿 담기사리불가완痰氣瀉痢不可緩(후박은 맛이 쓰고 약성이 따뜻하다. 담을 삭히고 기를 내리며, 설사에는 이 후박을 급히 사용해야 한다.)"이라 하여 행기조습行氣燥濕(기를 행하게 하고 습기를 말림), 강역평천降逆平喘(기가 위로 치솟는 것을 내리고 천식을 가라앉힘)의 효능을 가지고 있다.

깨끗한 물 1ℓ에 곽향 20g, 대복피 8g, 후박 8g, 감초 5g, 생강 5g 정도를 넣고 약한 불로 1시간 정도 끓여서 6개월 정도 아침 저녁으로 80㎖씩 복용한다.

양방으로 보는 대장 질환

대장 질환은 평소의 잘못된 식습관이 대부분의 원인이므로 올바른 식습관을 익혀 꾸준하게 실천해 가는 것이 매우 중요하다. 다시 말하면 "식탁이 변해야 대장도 편안해진다."라는 이야기이다.

우리가 잘 아는 바와 같이 대장은 길이가 1.5m이고 맹장, 결장,

직장의 세 부분으로 이루어져 있으며 그 끝은 항문으로 연결되어 있다. 따라서 대변의 색깔은 대장의 건강 여부를 알아볼 수 있는 중요한 기준이 된다. 대개 대장이 건강하면 황갈색의 대변을 보게 되는데, 만약 대변이 '검붉은색'을 띠고 있다면 대장암을 의심해 보아야 한다. 또한 '폴립(polyp)'이라는 혹처럼 튀어나온 대장의 용종이 있는데, 이 용종의 일부는 2~5년에 걸쳐 1cm로 자란다. 그런데 1cm 이상으로 커진 대장 용종은 암으로 발전할 가능성이 있기 때문에 정기적인 대장 내시경 검사를 통해 미리 제거해 주어야 한다.

우리가 논의하고 있는 과민성 대장 증후군이란 궤양성 대장염, 크론씨병, 대장암 같은 특별한 장 질환이 없는데도 설사, 변비, 복통 등의 증상이 나타나는 것을 말한다. 전체 인구의 10% 이상이 이와 같은 과민성 대장 증후군이라는 병을 가지고 있는데, 발병 원인은 아직 정확하게 밝혀져 있지 않다. 그러나 스트레스 등 심리적인 원인에 의해 장의 운동을 조절하는 자율신경의 균형이 깨져서 생기는 것으로 추정하고 있다.

따라서 과민성 대장 증후군을 치료하기 위해서는 심리적으로 안정을 취하는 것이 매우 중요하다. 특히 학생들은 등교나 시험공부 등과 같이 본인이 하기 싫은 일을 앞두고 복통이나 설사를 호소하곤 하는데, 이때는 다른 치료보다도 정신적인 긴장을 풀어 주어야 한다. 또한 아침 식사 후에 규칙적으로 배변하는 습관을 들이는 것이 좋으며, 체조나 산책 등의 적당한 운동을 매일 규칙적으로 꾸준하게 하는 것도 증상을 줄이는 데 큰 도움이 된다. 또한 과일과 채소 등 섬유질이 풍부한 음식을 충분하게 먹어 주어야 한다. 왜냐하면 섬유소는 장의 운동 및 배변을 촉진시키기 때문이다. 너무 빠른 식사, 유제품, 탄산음료, 기름이 많은 고지방 식사, 껌 등은 과민성 대장 증후군을 악화시킨다고 하니 삼가는 것이 좋다. 복통이 심하면 장의 운동을 억제시키는 항경련제를 사용하고, 설사가 심하면 지사제를 써서 치료하기도 한다. 또한 과민성 대장 증후군의 증상이 아주 심할 때에는 신경안정제 및 항불안제, 항우울제 등의 약물을 사용하여 치료하기도 한다.

변비를 예방·개선하는 수칙을 간단히 설명하면 다음과 같다.

(1) 물은 아침 기상 시 큰 컵으로 2컵, 아침·점심·저녁 식사 후 각각 2시간마다 2컵씩 하루에 8컵을 섭취한다. 이렇게 하루에 2리터 이상의 물을 충분히 섭취하는 것이 좋다.

(2) 평소에 아침 식사를 거르지 않는다.

(3) 섬유질이 풍부한 채소와 과일을 충분히 먹는다.

(4) 육류는 되도록 적게 먹으며, 먹을 때는 기름기가 없는 살코기를 위주로 먹는다.

(5) 평소에 윗몸일으키기같이 복근을 강화하는 운동을 적절하게 한다.

(6) 한 곳에 오래 앉아 있을 경우에는 1시간마다 10분 정도 온몸을 스트레칭한다.

15

전립선 질환(전립선염, 전립선 비대증, 전립선암)

전립선前立腺은 남자에게만 존재하는, 방광 바로 밑에 위치하는 밤톨만 한 크기의 생식기관이다. 남자 정액의 30% 정도는 전립선에서 만들어지며, 정자의 운동성을 좋게 하고 정자에 영양분을 공급하는 것 또한 전립선이다. 전립선에 발생하는 질환들은 전립선염, 전립선 비대증, 전립선암 등이 있다.

전립선염은 가장 흔한 요로계 염증성 질환의 하나로서 성인 남자의 50%가량이 일생에 한 번은 전립선염의 증상을 경험한다고 한다. 그러나 이 전립선염의 원인, 진단, 치료 등에서 아직 해결되지 못한 과제들이 많고 단일 질환이 아닌 다양한 질환의 증후군이기 때문에 진단과 치료에 혼선이 많은 것이 사실이다.

전립선 비대증은 주로 노인들에게 발생하는 질환으로서 대부분의 증상이 배뇨와 관련된 것들이다. 이와 같은 배뇨 곤란의 증상은 나이가 들게 되면 당연히 생긴다고 생각하여 내버려 두는 것이 보통인데, 이런 증상이 보이면 의료기관을 찾아가서 정확한 원인을 알아내어 대처해야 한다. 의학적으로 전립선 비대증이란 요도 주위에 과다하게 증식한 전립선 조직이 방광 바로 아래 부위의 요도를 누르게 되어 이 요도가 좁아지면서 소변을 보기가 힘들어지는 것을 가리킨다. 임상적으로 50대 후반부터 증상이 시작되는 경우가 많고 연령의 증가에 따라 늘어나서 60대 남자의 60%, 70대 남자의 70%, 80대에는 전체 남자의 85% 정도가 전립선 비대증에 걸린다. 그렇지만 양방의 수술적 치료를 받는 경우는 20~25% 정도이다.

전립선암은 미국에서는 남자에게 가장 흔한 암으로, 전체 남성 암의 약 33.1%가 전립선암이라고 한다. 우리나라는 위암, 폐암, 간암, 대장암, 방광암, 전립선암의 순서를 보이는데 그리 흔한 암도 아니고 전체 남성 암의 2.8%만을 차지하나, 국립암센터의 조사(1995~2001)에 따르면 증가율의 측면에서는 전립선암이 현재 가장 빨리 증가하고 있다고 한다. 다행인 것은 전립선암의 경우 조기 발견만 하면 갑상선암과 더불어 치료가 가장 잘 되고 예후가 좋은 암으로 분류된다는 것이다. 역시 조기 발견이 중요하다.

전립선에 가장 안 좋은 것은 오래 앉아 지내는 생활 습관과 지방이 많이 함유된 소고기와 돼지고기 등 붉은색의 육류를 많이 먹는 음식 습관이라고 볼 수 있다. 따라서 전립선 질환의 예방을 위해서는 운동을 규칙적으로 하고 지방 섭취를 줄여야 한다.

한방으로 보는 전립선 질환

1) 전립선염

전립선염은 한방에서 '고병蠱病(아랫배에 열이 있으면서 아프고 오줌이 뿌옇게 되는 증)', '요탁尿濁', '임병淋病' 등의 범주에 속한다. 전립선염은 한의학적으로 족궐음간경足厥陰肝經의 병으로 보아 전음지질前陰之疾(생식기의 질환)이며, 따라서 전음前陰에서 회합會合(만난다는 뜻)하는 임맥任脈(기경 8맥의 하나로 몸 복부 쪽의 앞 정중선에 분포된 경맥. 온몸의 음경陰經을 조절) 및 독맥督脈(기경 8맥의 하나로 미추골 아래에서 척추를 따라 등 쪽에 분포하는 경맥. 온몸의 양경陽經을 통솔)과도 관련이 있다.

전립선염의 치법은 마땅히 청열소종淸熱消腫(열을 내리고 부종을 없앰), 사간양혈瀉肝凉血(간의 열을 배출시켜 혈액을 서늘하게 함)하고 약물치료의 경우 증상에 따라서 수증가감隨證加減(증상에 따라서 더하고 뺌)하게 된다. 주로 용담사간탕, 연교패독산 등에 가감하여 응용한다. 약물치료 이외에 흔히 단전이라고 일컫는 기해氣海(배꼽 바로 밑 3cm 부위)혈에 왕뜸치료, 침구치료, 좌훈요법, 체질 식이요법, 체질 운동요법, 경락 마사지 치료, 골반 근육치료 등의 다양한 치료법이 있다.

2) 전립선 비대증

전립선 비대증은 한방에서 '융癃(소변이 잘 나오지 않아 방울방울 떨어지면서 아랫배가 창만해지는 병증)', '소변불통小便不通', '임병淋病' 등의 범주에 속한다. 한방에서는 신양腎陽 또는 신음腎陰의 편쇠偏衰 (치우쳐서 쇠약함)로 유발된다고 본다. 따라서 치료는 자음청양滋陰 淸陽(음을 자양하여 양의 기운을 제어함), 당통후보當通後補(먼저 통하게 하 고 그 다음에 보함), 보양 혹은 보음 등으로 표본겸치標本兼治(겉의 치 료와 근본 치료를 같이 함)한다. 통치방通治方으로는 팔미환, 육미환, 사육탕, 용담사간탕, 십육미유기음 등을 응용한다. 또한 기해혈 에 왕뜸치료, 침구치료, 좌훈요법, 체질 식이요법, 체질 운동요 법, 경락 마사지 치료, 골반 근육치료 등으로 치료한다.

3) 전립선암

전립선암은 한방에서 '퇴산㿗疝(아랫배가 켕기고 아프며 고환이 당기 는 병증)', '징가癥瘕(아랫배 속에 덩이가 생긴 병증)', '석가石瘕(생식기 부 위에 생긴 돌처럼 단단한 어혈의 덩어리)', '저疽(옹저의 하나로 창면이 깊고 잘 낫지 않는 것)' 등의 범주에 속한다. 오장의 불화, 기혈유주氣血流注 (기혈의 순환)의 실상失常, 허손虛損 등으로 음양이 역란逆亂하여 비 생리적인 조직이 발육된다고 본다. 치료는 약물치료를 위주로 하 며 주로 통관탕, 통리탕, 자신활혈탕, 팔미환, 육미지황환 등에 가감하여 응용한다.

한방상식

한방에서 전립선 질환의 예방과 치료에 좋다고 알려진 약차 로는 복분자차가 있다. 복분자覆盆子는 "복분감온익신정覆盆甘溫益

腎精 속사오수목가명續嗣烏鬚目可明(복분자는 맛이 달고 약성이 따뜻하다. 신정腎精을 보익하고 여자의 잉태를 도우며 모발을 검게 하고 눈을 밝게 한 다.)"이라 하여 익신益腎(신장의 기능을 보익함), 고정固精(정기를 확고하게 함), 축뇨縮尿(소변을 농축함)의 효능을 가지고 있다.

깨끗한 물 1ℓ에 복분자(산딸기의 과실을 건조한 것) 20g, 생강 5g, 대추 10개 정도를 넣고 약한 불로 1시간 정도 끓여서 아침저녁으로 80㎖씩 꾸준히 복용한다.

또한 호박 씨도 전립선 질환의 예방과 치료에 효과가 좋은데, 예로부터 남성들이 지치고 피로하여 소변 줄기가 약해질 때 호박 씨를 수시로 먹으면 좋은 효과가 있다고 알려져 있다.

굴은 아연이 풍부하여 비정상적인 남성 호르몬의 생성을 막아 주므로 전립선 비대증을 개선시키는 데 도움이 된다. 토마토는 붉은색을 내는 '리코펜'이 전립선암을 비롯한 각종 암의 발생 위험을 줄여 준다. 호두, 잣 같은 견과류는 아연과 각종 비타민, 미네랄이 들어 있어서 노화를 방지하고 전립선 비대증을 예방하는 데 도움이 된다.

양방으로 보는 전립선 질환

1) 전립선염

전립선염은 크게 급성 세균성 전립선염, 만성 세균성 전립선염, 만성 골반통 증후군, 무증상 전립선염으로 나눈다. 세균성인 경

우에는 항생제를 사용하여 효과적으로 치료할 수 있으나 비세균
성인 경우에는 치료방법이 뚜렷하지 않다. 이러한 전립선염에는
'온수 좌욕'이 좋다. 이는 말초 혈류를 좋게 하기 때문에 증상 호
전에 도움이 된다. 아침저녁으로 두 차례 정도 40℃ 안팎의 온수
에 몸을 배꼽까지 담그고 20~30분 정도 항문과 성기의 중간 부분
인 회음부의 긴장을 풀어 주면 통증이 줄어든다.

2) 전립선 비대증

전립선 비대증에 의한 요도의 폐쇄 현상을 해결하는 가장 효과
적인 방법은 외과적 적출술이다. 그러나 전립선 비대증이 있다고
해서 반드시 치료해야 하는 것은 아니다. 환자가 얼마나 불편하고
고통을 느끼는가가 치료의 기준이 된다. 단순하게 전립선이 커져
있고 배뇨 곤란 증상이 조금 있다는 이유로 수술을 할 수는 없다.
요즘에는 투약을 통해 전립선 비대증을 치료하는 것이 대세이다.
또한 비수술적으로 전립선 비대증을 치료하려는 방법들이 개발되
어 사용되고 있다. 1990년대에 들어와 초단파, 극초단파, 전자기
파, 레이저 등을 이용하여 전립선에 열을 가함으로써 전립선 비대
증을 비수술적으로 치료하고자 하는 열 요법이 새롭게 시도되고
있으며, 레이저를 이용하여 비대해진 전립선 조직을 절제하는 방
법도 시도되고 있다. 무엇보다도 의료기관을 방문하여 자신에게
맞는 적합한 치료법을 상의하는 것이 중요하다.

3) 전립선암

전립선암의 치료법으로는 크게 세 가지가 있는데 외과적 수술, 방사선요법, 항암치료가 그것이다. 치료방법은 환자의 상태, 의사의 치료 성향 등에 따라 달라지므로 적어도 2~3군데 정도의 의료기관을 방문하여 상담하고 결정하는 것이 좋다. 전립선암은 치료와 예후가 좋은 암이기는 하지만 치료 후에 발기부전 또는 성욕감퇴 등이 부작용으로 올 수 있다. 따라서 전립선암을 비롯한 전립선 질환의 경우에도 역시 예방이 가장 중요하다.

대한비뇨기과학회에서 선정한 전립선 건강수칙 10가지를 열거하면 다음과 같다.

(1) 소변을 오래 참지 않는다.

(2) 따뜻한 물로 좌욕을 자주 실시한다.

(3) 과음을 피하고 무리하지 않는다.

(4) 적절하게 성생활을 즐긴다.

(5) 감기약을 조심한다. : 피린계 성분이 들어 있는 감기약은 전립선 증세를 급격하게 악화시키므로 전립선 질환을 가진 사람은 감기에 걸려 의사에게 진찰받을 때 반드시 전립선이 나쁘다는 사실을 이야기해야 한다.

(6) 규칙적인 운동을 한다.

(7) 과일, 채소, 곡물을 많이 섭취한다.

(8) 지방의 섭취를 줄인다. : 지방을 전체 열량의 20% 내외로

줄이는 것이 좋다.

(9) 소변에서 피가 나오면 반드시 의사와 상의해야 한다.

(10) 50세 이후부터는 전립선 검사를 받는다.

그리고 일반적으로 전립선암을 예방하는 식품으로 알려진 것으로는 콩, 녹차, 마늘, 생선, 토마토 등이 있다.

16

호흡기 질환
(감기, 기관지염, 천식, 폐렴, 폐결핵, 폐암)

호흡기 질환으로는 감기, 기관지염, 천식, 폐렴, 폐결핵, 폐암 등이 있다. 감기, 기관지염, 천식 등은 비교적 기능성 장애로 볼 수 있으므로 한방 치료가 도움이 되며 폐렴, 폐결핵, 폐암 등은 엑스선, CT 등의 검사에서 눈으로 확인이 되는 기질적 · 구조적 장애가 발견되는 것이므로 양방으로 치료를 한 후 한방 치료로 기능의 회복을 도와 기질적 장애가 재발하지 않게 해야 한다. 한방에서 기관지염의 범주에 드는 매핵기梅核氣(신경성 인두염, 목에 무언가 걸려 있는 이물감이 느껴지나 가래를 뱉으려고 해도 뱉어지지 않고 삼키려고 해도 삼켜지지 않는 증상)는 각종 검사로도 확인하기 힘든 기능성 장애의 일종이므로 체질 개선을 통해 교감신경과 부교감신경의 균형을 맞추어 치료하는 것이 타당하다.

이러한 호흡기 질환 중에서 가장 흔한 것은 역시 '감기' 이다.

그러나 잘못된 건강상식 때문에 감기를 큰 병으로 키우는 경우가 있으므로 감기에 대한 정확한 이해와 치료의 방향에 대한 인식이 필요할 듯하다.

한방으로 보는 호흡기 질환

감기는 바이러스성 질환이므로 평소에 예방하는 것이 가장 중요하고, 아울러 기관지의 저항력을 길러 기관지염과 천식 등의 호흡기 질환이 발생하지 않게 해야 한다. 또한 감기를 제때에 잘 치료하지 못하면 그 합병증과 후유증이 자칫 큰 병을 일으키기도 하므로 감기를 '만병의 근원' 으로 보는 것도 타당하다.

감기에도 여러 종류가 있는데 코감기는 주로 콧물이 나오고 코가 막히며 재채기가 나고, 목감기는 목이 붓고 아픈데 심하면 목까지 쉬게 된다. 몸살감기는 열이 나면서도 으슬으슬 춥고 온몸이 매 맞은 것처럼 쑤시고 머리도 지끈지끈 아프다. 이 외에도 여러 증상이 복합된 감기가 있다. 감기의 한방 치료법으로는 한의학 고전 중의 하나인 『상한론』 등에 나온 이법방약理法方藥에 의한 약물치료, 면역력을 증강시키는 침구치료, 체질 식이요법, 체질 운동요법, 경락 마사지 치료 등 다양하다. 그러나 바이러스성 질환인 감기는 변화무쌍한 바이러스의 특성 때문에 한방과 양방 모두 공식화된 치료법이 없으므로 예방이 최우선이라고 할 수 있다.

감기는 주로 잠을 적게 자고 과로하여 지쳐 있을 때 많이 걸리므로 예방을 하려면 우선 충분한 숙면을 취하는 것이 중요하다. 그리고 인스턴트 식품이나 기름지고 단 음식도 우리 몸의 저항력을 떨어뜨리므로 피하는 것이 좋다. 각종 야채와 해조류에는 비타민과 미네랄이 풍부하므로 감기 예방에 좋다. 사상체질 중 소음인처럼 추위를 쉽게 타고 몸이 전체적으로 찬 체질은 한 번 마실 분량으로 인삼, 생강, 계피를 물 두 잔 정도에 각각 4g씩 넣고 물이 절반 정도로 졸아들 때까지 끓여 마시면 감기 예방에 도움이 된다.

한방상식

한방에서 감기 및 호흡기 질환의 예방과 치료에 좋다고 알려진 약차로는 길경차와 행인차 등이 있다.

(1) 길경은 "길경고평료인종桔梗苦平療咽腫 재약상승개흉옹載藥上升開胸壅(도라지는 맛이 쓰고 약성이 중간 정도로 평주[따뜻함과 차가움의 중간이라는 의미] 하다. 인후가 붓는 것을 치료하며 약 기운을 끌고 상승하여 가슴이 막힌 것을 열어 주는 효능이 있다.)"이라 하여 선폐이인宣肺利咽(폐를 잘 소통시키고 인후를 부드럽게 해 줌), 거담배농祛痰排膿(가래를 제거하고 고름을 배출시킴)의 효능을 가지고 있다.

깨끗한 물 1ℓ에 길경(도라지 뿌리 말린 것) 20g, 감초 5g, 생강 5g 정도를 넣고 약한 불로 1시간 정도 끓여서 아침저녁으로 80㎖씩 복용한다.

(2) 행인은 "행인고온풍담천杏仁苦溫風痰喘 대장기폐변가연大腸氣閉便可輭 (살구 씨는 맛이 쓰고 약성이 따뜻하다. 가래와 천식을 치료하

고, 대장의 기가 막힌 것을 뚫어 주어 변을 부드럽게 한다.)"이라 하여 강기지해평천降氣止咳平喘(기를 내리고 기침을 멈추며 천식을 없앰), 윤장통변潤腸通便(장을 윤활하게 하여 변을 통하게 함)의 효능을 가지고 있다.

깨끗한 물 1ℓ에 행인(살구 씨 말린 것) 15g, 감초 5g, 생강 5g 정도를 넣고 약한 불로 1시간 정도 끓여서 아침저녁으로 80㎖씩 복용한다.

(3) 『동의보감』에는 '무'가 기침감기에 도움이 된다고 기재되어 있는데, 무는 따뜻한 성질을 갖고 있으며, 기가 위로 치밀어 오르는 것을 내리는 데 효과적이라고 설명하고 있다. 소아들이 기침을 할 때는 독한 감기약을 먹이는 대신에 무를 얇게 썰어서 그 위에 꿀이나 조청을 조금 넣으면 무에서 맑은 물이 빠져나오는데, 이 무즙을 마시게 하면 기침을 멎게 하는 데 큰 도움이 된다.

(4) 몸살감기의 경우 머리가 지끈지끈 아프고 체온을 재면 열이 올라가나 몸은 으슬으슬 춥고 온몸이 매를 맞은 것처럼 아픈데, 이것을 한의학에서는 '상한표증傷寒表證'이라 하여 발한(땀을 내는 것)시켜야 병이 낫는다고 본다. 이때는 콩나물국을 다소 맵게 끓이되 여기에 파의 아랫부분인 흰 부분(한의학에서는 이를 총백蔥白이라 함)을 콩나물국 1인분에 4~6개 정도 넣고 끓여 먹으면 인체에 침범한 한사寒邪(감기를 일으키는 찬 기운. 현대 의학으로는 감기 바이러스로 이해됨)가 땀으로 배출되면서 몸살감기가 낫는다. 총백은 "총백신온능발한蔥白辛溫能發汗 상한두동종통산傷寒頭疼腫痛散(파의 흰 줄기는 맛이 맵고 약성이 따뜻하다. 능히 땀을 내어 찬 기운에 상하고 두통과 몸

이 붓고 아픈 것을 없앤다.)"이라 하여 발한해표發汗解表(땀을 내고 인체의 표층이 막힌 것을 풀어 줌), 통양산한通陽散寒(양기를 통하게 하여 한기를 발산시킴)의 효능을 가지고 있다.

(5) 참고로 폐암을 예방하는 데는 시금치가 도움이 된다고 하는데, 시금치는『본초강목』에서 "통혈맥通血脈 개흉격開胸膈(혈관과 경락을 통하게 하고 흉격에 기가 막혀 있는 것을 열어 준다.)"이라고 하였으며 폐암을 예방하는 엽산이 풍부하여 시금치를 1주일에 2~3회 이상 자주 먹으면 폐암 발생률을 1/8로 줄인다고 한다. 또한 시금치의 엽산은 성장 촉진의 기능도 있으므로 성장기의 학생들에게도 유익하다.

양방으로 보는 호흡기 질환

양방에서는 감기에 대한 잘못된 상식들이 많아 이를 소개할까 한다. 특히 감기에 자주 걸리는 것을 기관지가 약해서 그렇다고 대수롭지 않게 여겨 정확한 원인을 찾는 진찰을 받지 않고 넘어가는 경우가 많다. 이런 자가진단이 나중에 기관지 악성 종양, 기관지 결핵, 기관지 내 진균증, 식-기관지루 등의 큰 병을 발견하지 못하고 방치하는 안 좋은 결과를 초래하기도 한다. 따라서 감기가 1주일 이상 지속될 때는 감기 이외의 원인 때문에 기침과 가래가 생길 수 있으므로 반드시 의료기관을 찾아 정확한 진찰을 받고 원인을 찾는 습관을 들여야 큰 병을 예방할 수 있다.

의학적 지식이 없는 보통 사람들은 어떤 질병에 걸렸을 때 초기에는 그 증상이 감기와 비슷하여 감기인 줄 알고 방치하고 있다가 병을 키우는 경우가 있다. 예를 들어 봄, 가을로 문제시되는 유행성 출혈열, 가을 추수기에 자주 발생하는 렙토스피라증 등 치명적인 질환들이 처음에는 감기 증상을 보인다. 또한 소아에게 나타나는 대부분의 발열성 질환을 포함한 여러 가지 질환들이 처음엔 감기 증상처럼 시작되므로 특히 주의를 기울여야 한다.

앞서 말했다시피 감기는 바이러스성 질환이라서 확실한 치료제가 없으므로 예방이 가장 중요하다. 항상 규칙적이며 신체적 · 정신적으로 건전한 생활을 하고, 감기가 유행할 때는 사람들이 밀집된 곳을 피하며, 외출 후에는 반드시 손발을 깨끗이 씻고 양치질을 정해진 방법에 따라 하는 등 비교적 간단한 수칙을 지켜서 감기를 예방하는 것이 중요하다고 하겠다.

그 외에 감기는 주사로 치료해야 잘 낫는다는 것도 잘못된 의학 상식이다. 주사제 역시 진통소염제와 항생제를 사용하는 경우가 대부분이고, 치료제 자체가 없는 감기를 주사로 치료한다는 것은 앞뒤가 맞지 않는 이야기이다. 즉, 주사로 감기를 치료할 수는 없으며 주사로 가라앉힐 수 있는 두통, 몸살 기운 정도의 증상은 먹는 약으로도 얼마든지 없앨 수 있다.

이와 같이 감기에는 특효약이나 확실한 치료제가 없으므로 약, 주사에만 의존할 것이 아니라 인체 내의 저항력을 키워서 인체 스스로가 감기 바이러스를 이겨 낼 수 있도록 평소의 면역력을 키우는 생활 습관을 갖는 것이 매우 중요하다.

감기는 약을 먹으면 빨리 나을 수 있다는 것도 잘못된 건강상식의 하나이다. 세균성 감염이 있을 때는 적절한 항생제를 사용하면 증세가 바로 회복되고 앓는 기간도 줄어든다. 그러나 감기는 아직까지 효과적인 치료제가 없어 여러 가지 약을 사용한다고 해서 아픈 기간이 줄어들지는 않는다. 다만 대증요법으로 기침이 심하면 기침을 덜 나게 하는 약을 쓰고, 열이 나면 해열제, 코 막힘에는 코 막힘을 뚫어 주는 약, 콧물에는 콧물을 멎게 하는 약을 쓸 뿐이다. 따라서 감기는 약을 쓰지 않는다고 해서 병이 심해지지는 않으며, 또한 합병증이 생기는 것도 아니다.

이와 같이 병에 걸렸을 때 나타나는 증상들은 대부분이 우리 몸의 질병에 대한 방어 작용에 의한 것이다. 예를 들어 기침을 한다는 것은 기관지의 염증 때문에 자꾸 만들어지는 가래를 뱉어 내려는 인체의 보호 작용이다. 따라서 감기에 걸려 기침을 할 때 약을 먹어야 할지, 말아야 할지는 어느 정도의 판단이 필요하다. 일반적으로는 기침 때문에 환자가 고통 받는 정도와 기침을 억제해 뱉어 내야 할 가래를 기관지에 그대로 갖고 있어서 생기는 문제들을 잘 고려해서 결정한다.

17

만성 통증

　만성 통증으로 한방 의료기관에 내원하는 환자들 대부분의 병증은 두통, 요통, 신경통이다. 이 외에 '근근막성 통증 증후군', '복합 부위 통증 증후군', '섬유근육통' 등과 같은 통증이 있는데, 이처럼 생소한 병명은 양방 의료기관에서 치료 받다가 듣게 되는 경우가 많다. 이런 병명들은 다소 생소하기는 하지만 정확하게 알고 있어야 제대로 된 조치와 치료를 받을 수 있다. 만성 통증을 일으키는 수많은 원인 중에서 두통, 요통, 신경통 등은 너무 흔하다 보니 대수롭지 않게 여기는 경우가 많다. 그러나 예를 들어 편두통이 심해지면 불면증, 불안증, 우울증 등의 신경정신과적 문제로까지 번질 수 있고 그 사람의 인생관과 성격까지도 변하게 한다. 따라서 이 질환들을 잘 치료해야 다른 문제들도 예방할 수 있다.

　만성 통증 환자들이 주로 두통, 흉통, 협통, 복통, 요통 등으로 한방 의료기관에 내원하므로 한방은 주로 이것들을 위주로 고찰하고, 양방 의료기관에서는 근근막성 통증 증후군, 복합 부위 통증 증후군, 섬유근육통 등의 치료를 많이 하므로 양방은 이것들에 대한 고찰을 하기로 한다.

한방으로 보는 만성 통증

1) 두통頭痛

『동의보감』에는 두통의 종류를 정두통正頭痛(머리 전반이 아픈 병증), 편두통偏頭痛(머리 한쪽이 아픈 병증), 풍한두통風寒頭痛(풍한의 사기 邪氣가 경락에 침범하여 생기는 두통), 습열두통濕熱頭痛(습과 열이 머리에 훈증되어 생기는 두통), 궐역두통厥逆頭痛(머리 아픔이 계속되면서 치아까지 쑤시는 두통), 담궐두통痰厥頭痛(습담으로 맑은 기가 위로 오르지 못해 생기는 두통), 기궐두통氣厥頭痛(기가 허하여 나쁜 사기가 치밀어 올라서 생기는 두통), 열궐두통熱厥頭痛(열이 위로 치밀어서 생기는 두통), 습궐두통濕厥頭痛(습기가 위로 치밀어서 생기는 두통), 진두통眞頭痛(두 눈썹 사이가 아프면서 머릿속까지 참기 어렵게 몹시 아픈 두통), 취후두통醉後頭痛(숙취에 의한 두통) 등의 11가지로 구분하여 설명하고 그 치료법과 치방을 자세하게 설명하고 있다.

한방에서 두통의 치료원칙은 원인(외감과 내상)과 허실을 잘 감별하여 외감실증外感實證의 경우는 그 원인을 제거하는 것을 기본으로 한다. 내상內傷의 경우는 그 증에 따라 간화 왕성肝火旺盛은 자

음강화滋陰降火(음을 보강하여 화를 내림)하고, 기혈 부족은 보익법을
사용한다.

 한방상식

한방에서 두통의 예방과 치료에 좋다고 알려진 약차로는 박
하차, 고본차 등이 있다.

(1) 박하는 "박하신량청두목薄荷辛凉淸頭目 풍담골증구가복風痰
骨蒸俱可服(박하는 맛이 맵고 약성이 서늘하다. 머리와 눈을 맑게 하고 풍사와
담 및 허로병으로 뼛속이 후끈후끈 달아오르는 증에도 복용 가능하다.)"이라
하여 선산풍열宣散風熱(풍과 열을 발산시킴), 청두목淸頭目(머리와 눈을
맑게 함), 투진透疹(발진을 잘 돋아 나오게 하여 낫게 함)의 효능을 가지
고 있다.

깨끗한 물 1ℓ에 박하 20g, 감초 5g, 생강 5g 정도를 넣고 약한
불로 30분 정도 끓여서 아침저녁으로 80㎖씩 복용한다.

(2) 고본은 "고본신온거풍능藁本辛溫祛風能 겸치한습전정동
兼治寒濕巓頂疼(고본은 맛이 맵고 약성이 따뜻하다. 몸에 침범한 풍을 쫓아내는
데 능하고, 겸하여 인체 내의 한습寒濕과 머리 정수리의 동통을 다스린다.)"이라
하여 거풍산한祛風散寒(몸에 침범한 풍을 몰아내고 찬 기운을 발산시킴),
제습지통除濕止痛(습기를 제거하고 통증을 없앰)의 효능을 가지고 있다.

깨끗한 물 1ℓ에 고본 20g, 감초 5g, 생강 5g 정도를 넣고 약한
불로 1시간 정도 끓여서 아침저녁으로 80㎖씩 복용한다.

2) 흉통

한방에서는 흉통(가슴 통증)을 '심통心痛'이라 하여 흉통인 가슴 부위 통증과 심와부통(심장 부근의 통증)까지 포괄하여 설명하고 있다. 한방에서 심통은 크게 9종 심통과 6종 심통으로 분류한다. 9종 심통은 충심통蟲心痛(기생충에 의해 발생하는 심통), 주심통疰心痛(갑자기 놀라거나 무서움을 탈 때 생기는 심통), 풍심통風心痛(자연계의 풍랭한 기운에 상했을 때 나타나는 심통), 계심통悸心痛(심비心脾가 허해서 생기는 심통), 식심통食心痛(음식 조절을 잘못해서 생기는 심통), 음심통飮心痛(비위가 상해서 수음水飮이 몰려 생기는 심통), 냉심통冷心痛(가슴 또는 배에 찬 기운을 받아서 생기는 심통), 열심통熱心痛(더위 등으로 열이 몰려서 생기는 심통), 거래심통去來心痛(풍사風邪와 냉열冷熱이 심장 주위를 둘러싸는 경락에 침범해 양기가 허해지고 습담이 몰려서 생기는 심통)이고, 6종 심통은 비심통脾心痛(명치 밑에 기혈이 맺혀 생기는 심통), 위심통胃心痛(간의 기가 막힌 것이 위에 영향을 주어 생기는 심통), 신심통腎心痛(콩팥의 양기가 부족하여 생기는 심통), 적심통積心痛(식사 섭생을 잘못하여 비위의 기능이 장애되어 발생하는 심통), 궐심통厥心痛(사기邪氣가 심장 주위를 둘러싸는 경락을 침범하여 생기는 심통), 진심통眞心痛(심장 부위가 발작적으로 터지듯이 몹시 아픈 심통)이다.

한방에서의 흉통이 일반적으로 수반 증상隨伴症狀으로 나타나는 통증이라면 원 질환原疾患의 근본 치료에 중점을 둔다. 그러나 통증 때문에 고통이 심하다면 고통에 대한 치료를 위주로 하다가 통증이 사라지면 즉시 원 질환의 치료로 방향을 바꿔야 한다.

한방에서 흉통 또는 심통의 예방과 치료에 좋다고 알려진 약

차로는 과루차가 있다. 과루瓜蔞(하늘타리의 과실을 건조한 것)는 청열

척담淸熱滌痰(열을 내리고 가래를 물리침), 관흉산결寬胸散結(흉부를 편안

하게 하고 맺힌 것을 풀어 헤침), 윤조활장潤燥滑腸(건조한 것을 윤택하게

하여 장을 윤활하게 함)의 효능을 가지고 있다.

깨끗한 물 1ℓ에 과루 20g, 감초 5g, 생강 5g 정도를 넣고

약한 불로 1시간 정도 끓여서 아침저녁으로 80㎖씩 복용한다.

3) 협통

쉽게 설명하면 '옆구리 통증'을 말하며, 옆구리는 한의학적으

로 보면 족궐음간경足厥陰肝經(간과 관련이 있는 경락)과 족소양담경足

少陽膽經(쓸개와 관련이 있는 경락)이 지나는 부위이다. 협통에는 기울

협통氣鬱脇痛(기가 소통되지 않고 막혀 생기는 협통), 어혈협통瘀血脇痛(어

혈이 몰려 생기는 협통), 건협통乾脇痛(간과 콩팥의 기혈이 허해서 간을 제대

로 자양하지 못해 생기는 협통) 등이 있다. 기울협통은 소간이기疏肝理

氣(간의 막힌 기운을 뚫어 기가 잘 소통하게 함)를 위주로 치료하고, 어혈

협통은 활혈통락活血通絡(혈액순환을 시키고 경락을 소통시킴)하는 치법

을 사용하며, 건협통은 양혈양음(혈액을 보강하고 음을 보충함)을 위주

로 치료한다.

한방에서 협통의 예방과 치료에 좋다고 알려진 약차로는 시호·반하차가 있다. 시호柴胡는 "시호고한사간화柴胡苦寒瀉肝火 한열왕래학질가 寒熱往來瘧疾可(멧미나리는 맛이 쓰고 약성이 차다. 간의 화를 내리며 한열이 왕래하는 증과 학질을 치료한다.)"라 하여 화해퇴열和解退熱(근육과 살이 뭉친 것을 풀어주고 열을 없앰), 소간해울疏肝解鬱(간의 기운이 막힌 것을 풀어줌), 승거양기升擧陽氣(양의 기운을 끌어 올림)의 효능이 있고, 반하半夏는 "반하신온해구승半夏辛溫咳嘔繩 건비조습담두동健脾燥濕痰頭疼(끼무릇은 맛이 맵고 약성이 따뜻하다. 해수와 구토를 다스리며, 비장을 강화하여 습기를 말리고, 담과 두통을 없앤다.)"이라 하여 조습화담燥濕化痰(습기를 말리고 담을 없앰), 강역지구降逆止嘔(기가 치밀어 오르는 것을 내리고 구토를 멈추게 함), 소비산결消痞散結(막혀서 답답한 증상을 없애고 맺힌 것을 풀어 줌)의 효능을 가지고 있다.

깨끗한 물 1ℓ에 시호 20g, 반하 10g, 생강 5g, 대추 10개 정도를 넣고 약한 불로 1시간 정도 끓여서 아침저녁으로 80㎖씩 꾸준히 복용한다.

4) 복통

한방에서의 복통에는 '병인病因별 분류(『직지방直指方』)'로서 한복통(찬 기운에 의한 복통), 열복통(배 속에 열이 몰려 생기는 복통), 사혈복통(어혈에 의한 복통), 식적복통(소화가 되지 않은 음식물에 의한 복통),

담음복통(비정상적인 체액인 담음에 의한 복통), 충복통(기생충 등에 의한 복통) 등이 있고, '허실虛實별 분류(『고금의감古今醫鑑』)'로서 허복통(복부를 따뜻하게 눌러 주면 완화되는 복통), 실복통(복부를 누르면 더 아픈 복통) 등이 있으며, '부위별 분류(『의학입문醫學入門』)'로서 대복통(상복부가 아픈 복통), 제복통(배꼽 둘레가 아픈 복통), 소복통(하복부가 아픈 복통) 등이 있다. 한방으로 치료할 때는 병인별, 허실별, 부위별로 그 원인을 정확하게 찾는 것이 중요하며, 특히 체질적인 인자를 잘 감별하여 꾸준하게 치료하면 양호한 효과를 거둘 수 있다.

한방상식

한방에서 복통의 예방과 치료에 좋다고 알려진 약차로는 백작약차가 있다. 백작약白芍藥은 "백작산한복통리白芍酸寒腹痛痢 능수능보허한기能收能補虛寒忌(백작약은 맛이 시고 약성이 차다. 복통과 이질을 그치게 하고, 능히 수렴도 하고 능히 보하기도 하나 몸이 허약하고 찰 때에는 사용하지 않는다.)"라 하여 양혈유간養血柔肝(혈액을 자양하고 간의 기능을 부드럽게 함), 완중지통緩中止痛(소화기를 편하게 하고 통증을 없앰), 염음수한斂陰收汗(음기를 수렴하고 땀이 나는 것을 그치게 함)의 효능을 가지고 있다.

깨끗한 물 1ℓ에 백작약 20g, 감초 5g, 생강 5g 정도를 넣고 약한 불로 1시간 정도 끓여서 아침저녁으로 80㎖씩 복용한다.

5) 요통

『동의보감』에는 요통의 종류를 신허요통(신장 기능이 허약해서 발생하는 요통), 담음요통(담음이 허리 경락에 몰려서 생기는 요통), 식적요통(음식의 적체 때문에 습열이 신장에 몰려 생기는 요통), 좌섬요통(허리를 삐끗하여 생기는 요통), 어혈요통(타박으로 생긴 어혈에 의한 요통), 풍요통(풍사가 신장의 경락에 침입하여 생기는 요통), 한요통(찬 기운이 신장의 경락에 침범하여 생기는 요통), 습요통(습한 곳에 오래 앉아 있거나 비와 이슬 등 습기를 받아 생기는 요통), 습열요통(습기와 열이 허리의 경락에 몰려 기혈 순환을 방해하여 생기는 요통), 기요통(감정 조절 등이 안 되어 기가 뭉쳐서 발생하는 요통) 등의 10가지로 구분하여 설명하고 그 치료법과 치방을 자세하게 설명하고 있다. 그중에서 '좌섬요통'과 '어혈요통'은 '허리 디스크 질환'의 범주로 생각할 수 있다.

이 10종 요통의 치법에 따른 치방은 한방 의료기관의 전문적인 진찰을 거쳐 상담 후 복용하고, 요통은 약물치료와 함께 침구치료, 한방 물리요법, 레이저침 치료 등으로 꾸준하게 치료하면 좋은 결과를 기대할 수 있다.

한방상식

한방에서 요통의 예방과 치료에 효과가 알려진 약차로는 두충·파극차 등이 있다. 두충杜沖은 "두충감온고정능杜沖甘溫固精能 소변임력요슬동小便淋瀝腰膝疼(두충은 맛이 달고 약성이 따뜻하다. 정기를 고정시키는 데 능하며 소변이 찔끔찔끔 나오는 것과 허리와 무릎이 은근히 아픈 것을 치료한다.)"이라 하여 보간신補肝腎(간과 콩팥의 기능을 보강함), 강근골强筋骨(근육과 뼈를 튼튼하게 함), 안태安胎(임신된 태아를 편

안하게 함)의 효능을 가지고 있고, 파극巴戟은 "파극감온보허손巴戟
甘溫補虛損 정활몽유장근본精滑夢遺壯筋本(부조초 뿌리는 맛이 달고 약성
이 따뜻하다. 몸이 허약하여 손상된 것을 보하며 남성의 조루, 몽유병 등을 치료
하고 인체의 근본을 튼튼히 한다.)"이라 하여 보신양補腎陽(신장의 양기를
보함), 장근골壯筋骨(근육과 뼈를 강화함), 거풍습祛風濕(풍과 습을 없앰)
의 효능을 가지고 있다.

깨끗한 물 1ℓ에 두충 10g, 파극 10g, 생강 5g, 감초 5g 정도
를 넣고 약한 불로 1시간 정도 끓여서 아침저녁으로 80㎖씩 꾸준
히 복용한다.

양방으로 보는 만성 통증

앨버트 슈바이처는 '통증'에 대해 다음과 같이 말했다고 한다.
"인간은 모두 죽는다. 그러나 나는 환자를 고통의 나날에서 구할
수 있기 때문에 이를 나의 위대하고 가장 새로운 특권으로 여긴
다. 통증이란 인류에게 죽음 자체보다도 더 무서운 것이다."

이와 같이 통증에 대한 적절한 치료는 오늘날의 발달된 의학 영
역에서 해결해야만 하는, 가장 중요하고도 매우 어려운 숙제 중의
하나라고 볼 수 있다. 급성 통증은 그나마 진단과 치료법이 많이
개발되었으나 만성 통증은 아직도 밝혀지지 않은 부분이 더 많다.
또한 급성 통증도 여전히 수술 후의 극심한 통증, 외상 후의 통증,
내장에서 오는 통증 등은 적절히 치료되지 못하고 있는 것이 사실

이다. 이러한 통증을 적절하게 치료하지 못하면 사람들은 삶의 질이 저하되고 일상생활에서의 능률도 떨어지게 되어 사회와 국가의 생산성 저하를 가져오게 된다.

일반적으로 만성 통증은 평소에는 매우 아프면서 치료가 잘 되지 않는 병이다. 원래 통증이 있다는 것은 우리의 몸이 건강하게 살아 있다는 의미이다. 그러나 이것이 오래도록 가시지 않고 6개월 이상 지속되면, 이는 일상생활에도 지장을 줄 뿐만 아니라 몸 안에 다른 이상을 갖고 있을 수가 있으므로 대수롭지 않게 생각해서는 안 된다. 반면에 급성 통증은 우리 몸에 앞으로 다가올 더 큰 손상을 예방하도록 경고해 주는 고마운 존재이다.

통증 연구의 국제 협회인 IASP(International Association for the Study of Pain)는 통증을 '조직 손상과 직·간접적으로 연관된 감각적 또는 정서적 불유쾌한 경험'으로 정의한다. 이와 같이 통증은 객관적인 감각의 판별 정보일 뿐만 아니라 개인적 감정의 인식 정보를 지니고 있는 주관적인 경험이기도 하다. 의학적으로는 치료되었다고 하나 환자 개인이 통증을 주관적으로 인식하고 있다면 이는 완전한 치료라고 볼 수 없다는 이야기이다. 통증의 의학적 치료가 필요한 것도 바로 이러한 이유에서일 것이다. 이런 점에서 한의학의 변증론치에 의한 기능성 장애에 대한 수천 년 동안 축적된 경험적 접근법은 타당하다고 볼 수 있다. 객관적인 치료도 필요하지만 주관적인 만족도도 똑같이 인정되어야 완전한 치료이기 때문이다. 물론 한방과 양방에서의 객관적인 치료를 통한 통증의 객관적인 제거 또한 꼭 필요하다.

만성 통증에는 우리가 흔히 접할 수 있는 두통, 각종 신경통, 요통, 관절통, 오십견(어깨 통증) 등 잘 알려진 통증들도 있고, 이외에 우리에게 다소 생소한 명칭을 가진 근근막성 통증 증후군, 복합 부위 통증 증후군, 섬유근육통, 대상포진 후 근육통, 3차 신경통 등과 같은 통증들도 있다. 이 생소한 통증들은 '증후군'이라는 다소 이상한 명칭을 갖고 있으며 원인이 뚜렷하지 않은 경우가 많고 치료가 잘 되지 않아 환자들을 이 병원 저 병원으로 돌아다니게 만드는, 우리를 괴롭히는 병들이다. 따라서 이 병들에 대한 정확한 이해가 필요하다.

1) 근근막성 통증 증후군

근근막성 통증 증후군은 환자들로 하여금 통증 클리닉을 내원하게 하는 가장 흔한 병이며, 어떤 특별한 이유 없이 목과 어깨 등의 근육이 뻐근하게 아픈 병을 가리킨다. 통증이 처음 시작된 곳을 '통증 유발점'이라고 하는데, 이곳을 누르게 되면 마치 총의 방아쇠를 당긴 것처럼 심한 압통이 느껴진다. 이 질환은 초기에 통증 유발점을 찾아 근육을 풀어 주는 스테로이드제를 주사하여 적절하게 치료하면 비교적 쉽게 치료되나, 초기 치료를 하지 않으면 많이 악화된다. 이 같은 근근막성 증후군을 예방하려면 평소에 항상 자세를 곧게 유지하고, 스트레칭 등으로 근육을 풀어 주어야한다.

2) 복합 부위 통증 증후군

복합 부위 통증 증후군이란 수술 후 또는 외상을 당한 후에 인체의 어느 한 부위에 발작적인 통증이 계속되다가 점차적으로 인체의 여러 곳으로 통증이 확산되는 병을 가리킨다. 병을 정확하게 진단해 내기가 매우 어려워 대부분의 환자들이 병명을 알지 못한 채 고통을 받고 있다고 한다. 이 병에 의한 통증의 양상은 '작열통'과 '이질통'이 특징이다. 작열통은 글자 그대로 불에 타는 듯한 통증이며, 이질통은 피부에 깃털 또는 바람만 접촉되더라도 찌르는 듯한 아픔을 느끼게 되는 통증이다. 대부분 교통사고를 당한 후에 발생하고 복부 수술, 부비동염 수술, 코 높임 수술 등에서 생길 수도 있다. 진통제, 항경련제, 항우울제, 항불안제 등으로 치료하지만 치료와 완치 모두 어렵다.

3) 섬유근육통

근근막성 통증 증후군은 주로 목, 어깨와 허리의 근육이 아프지만 섬유근육통(fibromyalgia)은 목, 어깨, 가슴, 팔, 다리, 엉덩이 등 몸 전체의 근육이 아프다. 섬유근육통의 원인은 불분명하다. 그러나 진단법은 명확하여 미국 류머티즘학회는 다음의 사항들을 섬유근육통 진단의 기준으로 삼고 있다.

(1) 다른 질병이 없을 것
(2) 우리 몸의 18개 압통점(눌러서 통증이 느껴지는 부위) 중 11곳

이상에서 통증이 유발될 것

(3) 통증이 3개월 이상 지속될 것

(4) 수면장애 증상이 나타날 것

치료는 매우 어려우며 통증 부위에 소량의 마취제나 스테로이드제의 주사요법, 근육 이완제, 우울증 등의 약물요법을 사용한다. 그러나 때로는 병을 이길 수 있다는 적극적인 마음가짐 등의 심리요법이 주사요법보다 훨씬 효과가 클 수 있으므로 심리 상담이 중요하다. 따라서 정신과 치료를 겸하기도 한다.

18

불면증

진료를 하다 보면 불면증으로 시달리는 환자들이 상당히 많다. 대부분 한방과 양방을 오가며 이런저런 치료를 받다가 다시 오는 사람들이다. 불면의 고통은 겪어 보지 않은 사람들은 상상도 못할 정도이고, 사실 사람이 겪는 고통 중에서도 매우 혹독한 고통이다. 이러한 수면장애는 만성 피로의 원인이 되며, 때로는 방심하여 대형 참사를 일으키기도 한다.

우리 인생의 1/3에서 1/4은 잠을 자는 시간이다. 예를 들어 80세까지 산다고 보면 20~25년을 잠을 자는 데 보내는 것이다. 너무 아까운 시간 같기도 하지만 사실은 하루 종일 피로에 지친 심신을 쉬게 하고 새로운 기운과 희망을 불어넣어 주는 고마운 것이 잠이다.

잠은 피로 회복을 위해 그리고 꿈을 통해 과거의 기억을 저장하거나 삭제하기 위해 꼭 필요하다. 따라서 수면 중에 꿈을 많이 꾸면 잠을 설쳤다고 인식하는 것은 잘못된 생각이며, 오히려 꿈을 통해 뇌는 유용한 기억을 저장하고 불필요한 기억은 삭제한다.

한방으로 보는 불면증

불면을 한의학의 고대 문헌에서는 '불수不睡, 불매不寐, 실면失眠' 등으로 표현하였으며, 이 증상에는 두훈頭暈(머리가 어지러움), 두통, 심계(심장이 두근거림), 건망 등의 증상이 겸해진다고 되어 있다. 불면의 원인은 매우 많은데 명대의 장경악은 사기(병을 일으키는 나쁜 기운)가 있는 것과 없는 것의 두 가지로 총괄하여 설명하였다. 즉, 그는 "잠이라는 것은 본래 음陰에 속하는 것으로 정신이 그 주인이다. 정신이 편안하면 잠이 오고 정신이 불안하면 잠이 오지 않는다. 정신이 불안한 원인 중 하나는 사기가 정신을 어지럽히기 때문이고, 또 하나는 인체의 내부를 감싸고 보호하는 기운이 부족하기 때문이다. 사기가 많은 것은 실증이 대부분이고, 사기가 없는 것은 모두 허증이다."라고 하였다.

한방에서는 불면증의 원인을 크게 여섯 가지로 나누어 치료한다. 불면증 환자는 한방 의료기관의 정확한 진단을 거쳐 처방을 받아 약물치료를 하는 것이 보통이다.

(1) 사결불수思結不睡(한 가지 생각에 골몰하게 되어 잠이 잘 오지 않는

경우)에 의한 불면증은 심비心脾를 상하게 하므로 보익심비補益心脾하는 귀비탕, 수비전, 향부자팔물탕 등의 처방으로 치료한다.

(2) 영혈부족營血不足(정신적 과로, 육체적 과로 또는 큰 병을 앓은 후, 산후에 인체의 영양분과 혈액이 부족한 경우)에 의한 불면증은 보혈안신補血安神(혈액을 보하고 정신을 안정시킴)하는 보혈안신탕, 칠복음, 양심탕 등으로 치료한다.

(3) 음허내열陰虛內熱(몸 안의 음이 부족하여 내부적으로 열이 발생함)에 의한 불면증은 자음청화滋陰清火(음을 보강하여 화를 내림)하는 천왕보심단, 보혈청화탕, 가미소요산, 이신교제단 등으로 치료한다.

(4) 심담허겁心膽虛怯(심장과 결단을 내리는 장기인 담의 기능 허약 때문에 약해짐)에 의한 불면증은 양심온담養心溫膽(심장의 기능을 기르고 쓸개의 결단력을 키움)하는 가미온담탕, 거담청신탕 등의 치법을 사용한다.

(5) 담연울결痰涎鬱結(끈끈한 가래와 비정상적인 타액이 뭉침)에 의한 불면증은 거담청신祛痰清神(담을 삭히고 정신을 맑게 함)하는 거담청신탕, 청심도담탕 등의 치법을 쓴다.

(6) 위중불화胃中不和(소화기가 조화롭지 못함)에 의한 불면증은 소체화중消滯和中(체한 것을 없애어 소화기를 편안하게 함)하는 향사양위탕, 평진건비탕, 대화중음, 배기음, 분심기음 등의 치법을 쓴다.

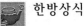
한방상식

한방에서 불면증의 예방과 치료에 좋다고 알려진 약차로는 산조인차가 있다. 산조인酸棗仁은 "산조감평한번견酸棗甘平汗煩鑭 생능소수초다면生能少睡炒多眠(멧대추 씨는 맛이 달고 약성이 평平하다. 허약하여 나는 땀과 번갈증을 없애며 날것을 사용하면 잠이 적게 오게 하고, 볶아서 사용하면 잠이 잘 오게 한다.)"이라 하여 보간영심補肝寧心(간의 기능을 보강하고 심장을 안정시킴), 염한생진斂汗生津(땀을 거두게 하고 진액을 생성함)의 효능을 가지고 있다.

깨끗한 물 1ℓ에 산조인(타지 않도록 잘 볶아서 사용함) 30g 정도를 넣고 약한 불로 1시간 정도 끓여서 아침저녁으로 80㎖씩 복용한다.

양방으로 보는 불면증

불면증은 그 자체로 질병이라기보다는 두통 등과 같은 하나의 증상이다. 불면증은 수없이 많은 원인들에 의해서 생긴다. 따라서 불면증을 해결하려면 잠을 못 이루는 원인부터 정확하게 알아야 한다. 근심, 걱정 등의 심리적 요인뿐만 아니라 때로는 사지운동증(무릎 아래 다리를 주기적으로 떠는 것을 말함), 기타 통증 등의 신체적 질병들이 불면증을 일으킬 수도 있다. 그러므로 불면증이 아주 심할 때에는 그 원인을 정확하게 찾아내기 위해 '수면다원 검사' 등을 받아 보아야 한다.

수면다원 검사란 8시간 정도 잠을 자게 하고 그 시간 동안에 뇌파, 안구 운동, 심전도, 근전도, 호흡, 코골이, 이갈이, 혈중 산소포화도 등 잠에 영향을 줄 수 있는 모든 현상들을 관찰, 측정, 판독하는 검사로서 만성 불면증, 사지 운동증, 수면 무호흡증, 기면증, 악몽 등의 초수면장애, 이갈이 등의 병을 진단하는 데도 도움이 된다.

불면증의 유형은 크게 세 가지로 분류할 수 있는데 잠이 들지 못하는 유형, 잠을 자다가 중간에 자주 깨는 유형, 새벽에 잠이 깨서 다시 잠들지 못하는 유형이 그것이다. 첫 번째 유형이 가장 많으며 증상도 심각한데 스트레스 등의 심리적인 원인이 대부분이고, 두 번째와 세 번째 유형은 수면 무호흡증 또는 사지 운동증 등의 신체적인 문제가 원인인 경우가 대부분이다.

불면증을 없애는 약물치료를 포함한 다섯 가지 수칙은 다음과 같다.

(1) 규칙적인 생활 리듬을 유지한다. 규칙적으로 생활하고 그 전날에 밤잠을 설쳐서 못 잤다고 해서 낮잠을 오래 자면 안 된다.
(2) 적당한 운동을 통한 적절한 육체적 피로가 오게 하는 것이 좋다. 단, 밤늦은 시간의 운동은 인체의 긴장 상태를 유지하는 교감신경계를 자극시켜 숙면을 어렵게 만들므로 피한다.

(3) 밤에는 너무 뜨거운 물이 아닌 미지근한 물로 샤워나 목욕을 한다. 이렇게 하면 인체를 편안한 휴식 상태로 빠지게 하는 부교감신경계의 세력을 우세하게 하여 숙면을 취할 수 있다.

(4) 불면증이 있는 환자는 벽시계를 아예 없애는 것이 숙면에 도움이 된다. 시계를 자꾸 쳐다보게 되면 뇌의 기능이 활성화되기 때문이다.

(5) 담배, 술, 카페인 음료들은 교감신경계를 자극하여 숙면에 방해가 되므로 불면증 환자는 피하는 것이 좋다. 수면제는 습관성과 내성이 있으므로 상습적으로 복용하지 말고 반드시 의사와 상의하여 한 달 이내로만 복용해야 하고, 매일 복용하는 것은 바람직하지 않다.

원발성 불면증의 치료법으로는 원인치료, 약물치료, 환경요법, 행동 및 인지요법 등의 방법이 있다. 이 경우에는 술을 남용하지 않아야 하며, 약물치료는 의사의 정확한 진찰을 통해 처방되어야 한다. 그리고 2차성 불면증은 원인 질환에 대한 치료가 필요하다. 그 외에 행동 및 인지요법, 탈감작요법, 이완요법, 초월명상, 광치료, 바이오피드백 등의 불면증 치료법이 있다.

19

안과 질환(백내장, 녹내장)

　일반인들이 알고 있는 바와는 달리 고령화 사회에서 문제시되는 실명은 선천적인 것은 5%에 불과하고, 나머지는 대부분 후천적으로 발병한다. 대한안과학회에 보고된 실명(여기서 말하는 실명이란 시력이 0.1 이하인 상태로 '빛도 느끼지 못하는 완전 실명' 과는 다른 뜻) 원인 조사의 결과에 따르면 1960년대에는 실명자의 31%가 백내장에 의해, 28%는 안구 외상 때문이라고 했다. 그 밖에 각막 질환 17%, 망막 질환 11%, 녹내장 6%, 시신경 질환 6% 등의 순이었다. 1980년대 조사에서는 백내장 36%, 안구 외상 25%, 망막 질환 16%, 각막 질환 12%, 녹내장 7%, 시신경 질환 6% 순이었다.

　현대에 가장 문제시되는 점은 녹내장, 당뇨 망막병증, 노인성 황반 변성 등이 원인이 되어 발생하는 실명이다. 우리나라가 고령화 시대로 이행됨에 따라 예전보다 더 많은 사람들이 녹내장 또는 당뇨 망막병증에 의한 실명의 위기에 봉착해 있다. 녹내장과 노인성 황반 변성의 직접적인 원인은 노화이며, 당뇨병의 합병증인 당뇨 망막병증 또한 노화와 매우 관련성이 높다.

한방과 양방 양쪽에서 열심히 이 질병들에 대한 연구가 이루어지고 있으나, 근본적인 예방책이 아직까지는 없다. 따라서 초고령화 사회를 맞이하여 이와 같은 질병들을 예방하고 조기 발견하여 조기 치료하지 않으면 더 많은 사람들이 실명할 수 있다. 따라서 앞으로의 고령화 사회의 또 다른 문제로 남을 수 있다.

한방으로 보는 안과 질환

1) 백내장

백내장은 한방에서도 '백내장白內障'이라는 용어를 쓰며, 이는 간병에 속한다고 인식한다. 한방에서 안계眼系(눈의 기능과 관련 있는 계통)는 족궐음간경足厥陰肝經, 족태양방광경足太陽膀胱經, 수소음심경手少陰心經의 세 가지 경락에 속한다고 본다. 따라서 이 세 가지 경락으로 연계된 장부가 허약하면 병사가 그 허함을 타서 경락 내로 침입하여 울결(뭉친다는 의미)되었다가 안계를 따라 흑정(검은 동자) 내로 들어가 예장翳障(눈을 흐리게 하는 막 같은 것)을 형성하는 것이 백내장이다.

한의학의 고대 문헌에 기재된 빙예氷翳(노인성 백내장의 성숙기에 해당됨), 활예滑翳(노인성 백내장의 성숙기에 해당됨), 부예浮翳(노인성 백내장의 미숙기에 해당됨), 침예沈翳(노인성 핵백내장 또는 후극백내장에 해당됨), 조화예棗花翳(노인성 백내장의 초기 또는 미숙기에 해당됨), 황심백예黃心白翳(노인성 백내장에 해당됨) 등 10여 종의 내장이 이름만 다를 뿐 실제로는 모두 백내장을 가리킨다. 다만 병변의 단계와 정도 및 형태의 차이가 있을 뿐이다.

백내장의 원인은 간신휴손肝腎虧損(간과 신장 기능이 허약해짐), 비위양허脾胃兩虛(비장과 위장의 기능이 모두 허약해짐), 노인성 퇴행성 병변, 내분비 실조, 영양 결핍 등이다. 간신휴손에 의한 백내장에는 자보간신滋補肝腎(간과 신장의 기능을 자양하고 보함)의 치법을 쓰며, 방제方劑(처방)로는 명목지황환 등을 5~6개월 정도 장복하면 좋은 효과가 있다. 이러한 약물치료는 한방 의료기관과 상의하여 결정한다.

2) 녹내장

한방에서는 녹내장을 '녹풍내장綠風內障, 청광안靑光眼, 녹풍綠風, 청맹靑盲' 등으로 표현한다. 녹내장은 안압이 높은 것이 특징으로 한방에서는 간 또는 폐에 열이 있는 중에 풍사에 감촉되어 눈이 공격 당하는 경우와 폐기 부족肺氣不足으로 정기가 위로 오르지 못하는 경우의 두 가지 원인으로 해석한다. 또한 두풍頭風, 담습痰濕, 화울火鬱, 우사憂思, 분노 등에 의해서도 발생한다고 본다.

치료 시 담습(담과 습기)이 원인인 경우는 반하영양각산半夏羚羊角散을 투여하고 두현頭眩(머리가 어지러움), 목통目痛(눈이 아픔), 안내

삽통眼內澁痛(눈 안이 까끌하고 아픔)을 겸하였을 때는 영양각산을 쓰며 실증일 때는 녹풍영양음綠風羚羊飮, 영양각산羚羊角散, 영양각환羚羊角丸 등을 선용(골라 사용함)하고 허증일 때에는 녹풍환정환綠風還睛丸, 환정산還睛散 등을 투여하는데, 이러한 처방들은 한방 의료기관의 진찰과 처방에 따라 복용한다.

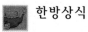 **한방상식**

한방에서 안과 질환의 예방과 치료에 좋다고 알려진 약차로는 결명자·구기자차가 있다. 결명자決明子는 "결명자감한제간열決明子甘寒除肝熱 목통수루지비혈目痛收淚止鼻血(결명자는 맛이 달고 약성이 차다. 간의 열을 제거하고 눈이 아픈 것과 눈물이 나는 것을 멈추게 하며 코피를 그치게 한다.)"이라 하여 청간명목淸肝明目(간열을 내리고 눈을 밝게 함), 윤장통변潤腸通便(장을 윤택하게 하고 변을 잘 통하게 함)의 효능을 가지고 있고, 구기자枸杞子는 "구기감한첨정수枸杞甘寒添精髓 명목거풍양사기明目祛風陽事起(구기자는 맛이 달고 약성이 차다. 몸 안의 정수精髓를 보강하고 눈을 밝게 하며 풍사를 없애고 정력을 강화한다.)"라 하여 자신滋腎(신장 기능을 보강함), 윤폐潤肺(폐와 호흡기를 윤택하게 함), 보간명목補肝明目(간 기능을 보강하고 눈을 밝게 함)의 효능을 가지고 있다.

깨끗한 물 1ℓ에 결명자 16g, 구기자 16g, 생강 5g, 대추 10개 정도를 넣고 약한 불로 1시간 정도 끓여서 아침저녁으로 80㎖씩 복용하면 각종 안과 질환의 예방에 도움이 되고, 특히 수험생과 직장인들이 컴퓨터 등으로 피로해진 눈의 회복에 효과가 있다.

1) 백내장

백내장은 수정체 표면의 단백질이 여러 가지 원인에 의해 변성이 되어서 수정체가 혼탁해지는 병으로서 1960년대까지는 노인 실명의 첫 번째 원인이었다. 일반적으로는 60대에 55~70%, 70대에는 72~93%, 80세 이상은 정도에 차이는 있으나 대부분 백내장이 온다고 알려져 있다.

그러나 최근에는 혼탁해진 수정체를 제거한 후 인공 수정체를 그 자리에 삽입해 넣는 수술이 발달되어 백내장으로 실명이 되는 경우는 거의 없으므로 정기적인 안과 검진을 통해 제대로 진단하고 적절한 치료를 하면 좋은 결과를 얻을 수 있다.

요즘 임상적으로 문제시되는 것은 이러한 백내장보다는 다음에 설명할 녹내장과 당뇨의 합병증인 당뇨 망막병증, 노인성 황반 변성에 의한 실명이다. 따라서 해당 의료기관을 찾아 정기적인 검진을 통해 제대로 된 치료를 받아야 실명을 예방할 수 있다.

2) 녹내장

녹내장은 시신경이 손상되어 시야가 점점 좁아지다가 결국에는 실명하는 병으로서 안압이 급속도로 올라가는 '급성 녹내장(폐쇄각 녹내장)', 선천적으로 방수 배출구에 문제가 생겨 발생하는 '선천성 녹내장', 안압은 정상이나 시신경이 망가지는 '정상 안압 녹내장' 등으로 나눌 수 있다.

눈에 있는 모양체에서는 각막 및 수정체 등에 영양을 공급해 주기 위해 눈물과는 다른 '방수'라는 액체가 생기고, 이 방수는 각막과 홍채 사이의 배출구를 통해 빠져나가는 것이 원칙이다. 그러나 노화 등 각종 원인에 의해서 방수 배출구가 좁아지거나 막히게 되면 방수가 못 빠져나가고 눈 속에 고여 안압을 높이게 된다. 이렇게 눈의 압력이 높아지면 눈 속에서 가장 약한 시신경이 먼저 압박을 받아 손상되는데, 이것이 바로 녹내장이라는 병이다. 이와 같이 시신경이 한 번 망가지게 되면 다시 되살릴 수 없으므로 더 이상 망가지지 않도록 관리하는 것이 현재로서는 유일한 치료법인 셈이다.

이러한 녹내장은, 첫째 조기 발견이 중요하다. 녹내장은 아주 천천히 진행되어 자각 증세를 느끼지 못하고, 자각 증상이 나타났을 때는 이미 병이 너무 진행된 상태라서 치료할 방법이 없기 때문이다. 따라서 녹내장을 조기 발견하기 위해 40세가 넘으면 정기적으로 안과 검진을 하여 안압 측정 또는 시야 검사를 받아야 한다.

둘째, 녹내장에는 안압을 떨어뜨리는 약물치료가 보통이지만 안압이 급격히 높아지면 레이저 치료 또는 섬유주 절제술을 시행한다. 여기서 주의해야 할 사항은 수술을 받는다고 해도 시간이 지나면서 다시 안압이 높아질 수 있기 때문에 수술 후에는 지속적으로 안압을 체크해야 한다는 점이다.

20

이비인후과 질환(귀 울림증)

이비인후과 질환 중에 '이명耳鳴(귀 울림증)'이라는 것이 있다. 이 질환은 환자들이 매우 힘들게 한방과 양방을 오가며 뚜렷한 대책도 없이 치료하려고 노력하는 질환 중의 하나이다. 어느 곳에 가도 시원하게 해결책을 제시하지 않기 때문에 환자들은 고생을 많이 하게 된다. 심지어는 정신 질환까지도 유발하는 것이 이명이다.

이명은 노인성 난청과 밀접한 관계가 있는데, 노인성 난청이 있으면 대부분의 경우 한쪽 귀 또는 양쪽 귀에서 '우르릉거림' 또는 '쉿쉿' 하는 이명이 생기게 된다. 즉, 난청 때문에 이명이라는 질환까지 생겨난 것이다. 대부분의 노인들은 난청보다는 이명 때문에 불편함을 더 호소하는데, 이는 난청과 같은 점진적인 청력 감퇴에는 이미 익숙해져 있기 때문이다.

그러나 이명의 경우도 한방과 양방에서 제시하는 예방법과 치료법을 꾸준하게 시행하면 좋은 효과를 거둘 수 있다.

한방으로 보는 이비인후과 질환

한방에서는 "이명은 몸보신을 잘해야 낫는다."는 속설이 있는데, 이는 근거 없는 이야기이다. 왜냐하면 이명은 한의학적 관점으로 볼 때 전형적인 기능성 장애로서 평소에 기본적인 체력을 강화하여 자율신경의 평형을 잘 이루는 것이 중요하기 때문이다. 또한 기질적 장애도 있을 수 있으므로 이명이 있을 때에는 한방병원으로만 내원할 것이 아니라 양방의 이비인후과적 진찰도 꼭 받아야 한다. 원인을 정확히 알고 나면 치료는 그만큼 빨라지기 때문이다.

한방에서는 이명을 허증과 실증으로 구분한다. 허증의 이명이란 귀와 기능적으로 밀접한 장기인 신장의 음기, 즉 신음腎陰이 부족해져서 신장의 상화相火(음陰이 부족해지면서 생겨나는 병리적 화火를 가리키는 한의학적 용어)가 위로 치솟아 올라 발생하는 귀 울림증을 말한다. 허증의 이명은 일반적으로 현기증을 동반하며, 눈앞이 아찔한 증상과 함께 요통도 같이 나타나고, 손으로 귀를 누르면 더욱 소리가 심해진다.

실증의 이명은 격한 분노의 감정 등으로 간이 손상되어 간담지화肝膽之火가 위로 치솟아 생기는 귀 울림증을 말하며, 일반적으로 매미 우는 소리, 북 두드리는 소리 또는 종소리, 물결치는 소리 등이 들리게 된다.

이와 같이 한방에서는 이명의 원인을 신음의 부족, 조급하고 화를 잘 내는 성격 및 스트레스 등으로 본다. 하지만 시끄러운 소음에의 노출, 이어폰 또는 헤드폰의 장시간 사용 등도 이명의 원인이 될 수 있다.

치료 시 오전에 이명이 심한 것은 실열實熱에 속하므로 소시호탕에 황련, 치자를 가미하여 치료하고, 오후에 이명이 심한 것은 혈허血虛에 속하므로 사물탕에 백출, 백복령을 가하여 치료한다. 신허(신장 기능의 허약)에 의한 이명은 가감육미지황탕 등의 처방을 사용한다. 이와 같은 전문적인 한방 약물치료는 한방 의료기관으로 가서 진찰 후 시행한다.

 한방상식

(1) 한방에서 이명의 예방과 치료에 좋다고 알려진 약차로는 산수유차가 있다. 산수유山茱萸는 "산수산온치신허山茱酸溫治腎虛 정수요슬이명여精髓腰膝耳鳴如(산수유는 맛이 시고 약성이 따뜻하다. 신장의 허약을 치료하고 정수를 보강하며 허리와 무릎을 따뜻하게 보강하고 이명증을 치료한다.)"라 하여 보익간신補益肝腎(간과 신장 기능을 보강함), 삽정고탈澁精固脫(정기를 튼튼하게 하고 정기의 이탈을 고정시킴)의 효능을 가지고 있어 현훈이명眩暈耳鳴(어지럽고 귀가 우는 증상)에 좋은 작용을 한다.

깨끗한 물 1ℓ에 산수유 16g, 산약 8g, 구기자 8g, 생강 5g,

대추 10개 정도를 넣고 약한 불로 1시간 정도 끓여서 아침저녁으로 80㎖씩 복용한다.

(2) 잣이 이명에 효력이 있는데 잣에는 리놀레산, 올레인산 등 몸에 유익한 불포화지방산이 많이 들어 있어서 신장의 약화로 생기는 이명을 예방 및 치료하는 데 도움이 된다. 한방에서는 "신개규어이腎開竅於耳(신장은 귀와 밀접한 기능적 관련성이 있다.)"라 하여 신장의 기능이 약화되었을 때 이명 등의 귀 질환이 나타난다고 보기 때문이다. 잣은 하루에 5~6알씩 먹으면 된다. 또는 오미자차에 잣을 5~6개 정도 넣어 복용해도 좋은 효과를 볼 수 있다. 오미자五味子는 "오미산온능지갈五味酸溫能止渴 구수허로금수갈久嗽虛勞金水竭(오미자는 신맛이 나고 약성이 따뜻하며 능히 갈증을 없애고 오랜 해수와 만성 피로 그리고 폐와 콩팥의 기가 부족한 것을 다스린다.)"이라 하여 염폐斂肺(폐의 기운을 수렴함), 자신滋腎(콩팥의 기운을 자양함), 생진生津(진액을 생성함), 수한收汗(땀을 거두어들임), 삽정澁精(인체의 정기를 보존함)의 효능을 가지고 있다.

깨끗한 물 1ℓ에 오미자 12g, 생강 5g, 대추 10개 정도를 넣고 약한 불로 1시간 정도 끓여서 잣을 5~6개 정도 띄워 아침저녁으로 80㎖씩 복용한다.

양방으로 보는 이비인후과 질환

이명을 일으키는 원인은 매우 다양하다. 항생제 또는 아스피린의 과다 사용, 이물 또는 귀지 등에 의한 외이의 막힘, 중이 및 내이의 염증, 메니에르씨병, 청신경 종양, 머리의 외상 등의 다양한 원인이 있으므로 이명이 있으면 의료기관을 방문하여 그 원인부터 정확하게 알아야 치료가 가능하다.

이명이란 몸 밖에서 나는 소리가 아니고 몸 안에서 들리는 소리이다. 중이의 이소골에 존재하는 작은 근육이 경련을 일으키는 소리 또는 중이와 내이에 존재하는 혈관이 뛰는 소리 등이 마치 밖에서 들리는 소리처럼 크게 들리는 것이 이명이다. 우리가 청력이 양호할 때는 바깥의 작은 소리들까지 다 들리기 때문에 그 소리들에 파묻혀서 몸 안에서 나는 작은 소리가 잘 들리지 않다가 노인성 난청 등으로 청력이 떨어지면 외부의 소리가 잘 들리지 않아 몸 안에서 나는 아주 작은 소리가 몸 바깥에서 들리는 소리처럼 크게 들리는 것이다.

이명이 있으면 바람 부는 소리, 물 흐르는 소리, 벌레 소리, 기계 소리, 휘파람 소리, 시계 소리 등 정체 불명의 소리가 자신의 귀 또는 머릿속에서 난다고 느끼는데, 이는 상당히 고통스럽다. 따라서 이명은 정신 질환 또는 자살까지 초래하며, 이런 경우는 혼자서 앓을 것이 아니라 양방 의료기관의 경우 즉시 이비인후과적 진찰을 받아야 한다. 몸 안에서 소리가 들리지 않도록 외부에서 소음을 지속적으로 제공하는 차폐 장치의 활용과 청력을 향상시키는 보청기 착용으로 어느 정도의 이명을 줄일 수 있기 때문이다. 그리고 최근에는 이명에 과민반응하지 않고 이명을 자연스럽게 받아들이게 하는 '이명 재훈련 치료'가 도입되어 환자들에게 좋은 반응을 얻고 있다고 한다.

이명 환자의 생활수칙을 요약하면 다음과 같다.

(1) 콜라, 커피, 담배 등 신경 자극 물질의 섭취를 줄이고 식사를 될 수 있으면 싱겁게 한다.

(2) 고혈압 또는 과도한 스트레스는 이명을 더욱 악화시키므로 혈압을 잘 조절해야 하고, 적당한 운동과 취미생활을 통해 스트레스를 적절히 해소해야 한다.

(3) 너무 조용한 장소도 피하고, 너무 큰 소음에도 노출되지 않도록 주의한다.

21

여성 질환(자궁근종, 갱년기장애)

1. 자궁근종

한방으로 보는 자궁근종

자궁근종(자궁에 생기는 물혹)으로 내원한 40대 후반의 여자 환자
가 있었다.

"선생님! 양방 산부인과에서 자궁근종이라는 진단을 받았는데
그 크기가 크지 않아 지금은 수술할 수 없다네요. 어떻게 하죠?
수술이 가능하도록 커지기만을 기다려야 하나요? 아니면 한방으
로 치료할 수 있나요?"

"제가 100% 치료한다고는 말씀을 못 드립니다. 그러나 한방에
서는 모든 병을 될 수 있으면 수술하지 않고 치료하려 합니다. 한
방에서 자궁근종에 해당하는 치법을 기준으로 체질에 맞는 한약

을 복용한 후 먼저 저에게 오셔서 진찰을 받고, 다니시던 양방 산부인과에도 가서 진찰을 받아 보세요."

필자는 이렇게 설명한 후 3개월 정도 한약으로 약물치료를 하였다. 3개월 후에 그 환자가 웃으면서 필자의 진료실로 찾아왔다.

"선생님! 자궁근종이 없어졌다고 그쪽 선생님이 의아해하셨어요. 사진 촬영을 해 보니 근종은 없어지고 종양이 떨어져 나간 흔적만 사진에 나타난다는 말씀이셨죠. 그리고 어디서 무슨 치료를 받았냐고 저에게 물어 보시더군요."

자궁근종은 한의서인 『천금방』에서 '석가石瘕'로 표현되어 있으며, 한방에서는 그 원인을 한기객어포문寒氣客於胞門(자궁이 한기에 손상을 받아 혈액순환의 장애로 생김)으로 인식한다. 따라서 치료 시 산어散瘀 · 활혈活血 · 소적消積하는 석영산, 통경환, 도인전 등의 처방을 활용한다. 약물치료와 함께 자궁 계통과 관련이 있는 경락인 임맥任脈의 경혈에 침구치료 등을 병행한다. 한방에서는 될 수 있으면 근종이 더 이상 커지지 않게 하여 수술을 하지 않는 방향으로 치료법이 개발되어 있으므로 수술을 하지 않고 치료를 원하는 경우에는 한방 의료기관의 진찰을 받는 것이 도움이 될 수 있다. 그리고 근종이 생기지 않도록 미리 치미병하는 약물요법도 있는데, 진찰 결과 근종이 생길 확률이 높은 체질의 경우는 예방하는 것이 바람직하다.

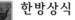 **한방상식**

한방에서 자궁근종의 예방과 치료에 좋다고 알려진 약차로는 향부자·황기차 등이 있다. 향부자香附子는 "향부신평소숙식香附辛平消宿食 개울조경통가식開鬱調經痛可息(향부자는 맛이 맵고 약성이 평平하다. 오래되어 소화되지 않은 숙식을 삭히며 맺힌 것을 풀어 주고 월경을 순조롭게 하며 통증을 가라앉힌다.)"이라 하여 이기해울理氣解鬱(기의 흐름을 순조롭게 하고 맺힌 것을 풀어 줌), 지통조경止痛調經(통증을 없애고 월경을 순조롭게 함)의 효능을 가지고 있고, 황기黃芪 는 "황기감온수한표黃芪甘溫收汗表 탁창생기허막소托瘡生肌虛莫少(황기[단너삼 뿌리]는 맛이 달고 약성이 따뜻하다. 땀이 많이 나는 것을 멈추게 하고 부스럼을 헤쳐 새살이 나게 하며 허증에는 용량을 많이 쓴다.)"라 하여 익위고표益衛固表(인체의 바깥 부분을 보호하는 위기衛氣를 보강하고 인체의 표층을 단단하게 보호함), 이수소종利水消腫(인체 내의 물의 흐름을 좋게 하여 부종을 없앰), 탁독托毒(독을 물리침), 생기生肌(새 살을 돋게 함), 보중익기補中益氣(소화기를 보강하여 기를 도움)하는 효능을 가지고 있어 자궁근종을 예방하고 치료하는 데도 좋다.

깨끗한 물 1ℓ에 향부자 16g, 황기 8g, 생강 5g, 대추 10개 정도를 넣고 약한 불로 1시간 정도 끓여서 아침저녁으로 80㎖씩 복용한다.

양방으로 보는 자궁근종

 일반적으로 여성들은 자궁근종을 반드시 수술해서 제거해야 한다고 알고 있다. 그러나 양방 의료기관에서도 무조건 다 수술하는 것은 아니다. 자궁근종이란 여성의 자궁에 생기는 물혹을 말하는 것으로, 수술 여부는 근종의 크기가 보통 6~7cm 이상으로 커졌을 때 신중하게 고려하여 판단한다. 자궁근종은 양성의 물혹이므로 암으로 발전할 가능성이 거의 없기 때문에 특별한 문제를 일으키지 않으면 그냥 내버려 두는 것이 원칙이다.

 또한 무리하게 자궁을 절제하게 되면 우울증 등 정신적 후유증을 겪는 여성들도 많다. 따라서 이런 경우에도 근종이 더 커지는 것을 방지하고 정신적 불쾌감이 생기지 않도록 비수술적 요법으로 치료하는, 즉 경험적으로 축적된 한방 의료기관의 진단과 치료를 역시 고려해 볼 수 있다.

 그리고 항간에는 자궁근종이나 자궁암 치료를 위해 자궁을 절제하면 여자 구실을 못한다는 잘못된 상식이 있는데, 이는 분명히 속설이다. 왜냐하면 자궁은 임신을 위해 필요한 장기이기 때문에 성교 시에 아무런 역할도 하지 않으며, 또한 여성 호르몬을 생산하는 곳도 아니기 때문이다. 그러므로 자궁을 절제하여 월경이 없어진다고 해서 여성으로서의 역할이 끝나는 것은 아니라는 사실을 알아 둘 필요가 있다.

2. 갱년기장애

40대 후반에서 50대 초반에 갱년기장애(일명 화병)와 비만으로 고생하는 여성들이 많다. 이런 사람들 중 양방병원에서 여성 호르몬 요법을 받고 있는 경우가 있는데, 이 중에서 알약 형태의 호르몬제를 복용하고부터 체중이 는다고 한방 의료기관을 찾아오는 사람들도 있다. 여성 호르몬 요법이 나쁜 것은 아니다. 그런데 아마도 호르몬이라는 용어에 대한 거부감과 유방암에 걸릴 수 있다는 두려움이 한방 의료기관을 찾게 하는 듯하다.

한방으로 보는 갱년기장애

한방에서는 여성 호르몬을 '신음腎陰'으로 표현한다. 폐경 이후에는 신음 부족이 일어나며, 이렇게 되면 수극화水克火(자연계에서 수水가 화火를 끄듯이 인체에서도 신수腎水가 심화心火를 제어한다고 보는 것이 한의학의 이론)가 되지 않아 심화항성心火亢盛(심장의 화火가 매우 끓어오른다는 의미)의 상태가 되어 안면 홍조, 초조, 불안, 심계항진(가슴 두근거림) 등의 갱년기 증상이 나타난다는 원리이다.

따라서 한방에서의 갱년기장애 치료 시 여성 호르몬을 인위적으로 외부에서 주입하거나 복용하는 것이 아니라 보신음補腎陰함으로써 자연스럽게 심화가 억제되게 하는 치료를 한다. 치료는 침구치료와 약물치료 모두 가능하다. 이와 더불어 비만 치료도 병행함으로써 여성 호르몬의 대사가 더욱 활발해지도록 유도해 주기도 한다. 실제로 비만 여성의 경우 폐경기가 아닌데도 난소에서 여성 호르몬이 아닌 남성 호르몬이 분비되어 무월경의 현상이 나타나는 경우도 있으니 눈여겨볼 만한 사항이라 하겠다.

 한방상식

한방에서 갱년기장애의 예방과 치료에 좋다고 알려진 약차로는 당귀·용안육차가 있다. 앞서 설명하였듯이 당귀當歸는 "당귀감신온주생혈當歸甘辛溫主生血 보심부허축어결補心扶虛逐瘀結(당귀는 맛이 달고 매우며 약성이 따뜻하고, 주로 혈액을 생성한다. 심장을 튼튼하게 하고 몸의 허약함을 보강하며 어혈이 몰린 것을 풀어 준다.)"이라 하여 보혈화혈補血和血(혈액을 보강하고 혈액순환을 좋게 함), 조경지통調經止痛(월경을 순조롭게 하고 월경통을 없앰), 윤조활장潤燥滑腸(건조함을 윤택하게 하고 장을 윤활하게 함)의 효능을 가지고 있고, 용안육龍眼肉은 "용안감온주귀비龍眼甘溫主歸脾 건망정충익지의健忘怔忡益智宜(용안육은 맛이 달고 약성이 따뜻하다. 주로 혈을 비장으로 돌려보내고 건망증과 가슴 두근거림을 치료하며 학생들의 지혜를 증강시킨다.)"라 하여 보익심비補益心脾(심장과 비장의 기능을 보강함), 양혈안신養血安神(혈액을 보강하고 정신을 안정시킴)하는 효능을 가지고 있어서 갱년기장애의 예방과 치료에 효과가 있다.

깨끗한 물 1ℓ에 당귀 16g, 용안육 16g, 생강 5g를 넣고 약한 불로 1시간 정도 끓여서 아침저녁으로 80㎖씩 복용한다.

양방으로 보는 갱년기장애

양방에서의 갱년기장애 치료법인 여성 호르몬 요법은 폐경 이후에 난소에서 분비가 중단된 여성 호르몬 자체를 알약의 형태로 매일 한 알씩 복용하는 것을 말한다. 갱년기와 폐경 이후에 나타나는 증상들은 호르몬 고갈이 직접적인 원인이므로 부족한 호르몬을 외부에서 공급해 주자는 취지의 치료법으로, 이를 호르몬 대체요법이라고 한다. 보통은 인공 에스트로겐과 인공 프로게스테론을 투여하는데 자궁 적출술을 받은 여성에게는 에스트로겐만 투여한다.

그러나 이러한 호르몬 대체요법에 대해서는 찬반의 논란이 많다. 이는 의료인들도 혼란을 일으키는 부분으로, 일반인들이 판단하기에는 힘든 부분이 많다. 그러므로 호르몬 대체요법의 치료를 결정할 때는 반드시 의사와 상담하여 각 치료법의 장단점을 꼼꼼하게 살펴보고, 여러 가지 질병에 대한 자기 자신만의 취약점을 의사와 상의한 뒤 신중하게 결정을 내려야 한다.

22

소아 편도선 질환

    일반적으로 소아들의 편도선이 크게 부으면 한방과 양방 의료 기관을 찾아와서 묻곤 한다.

    "선생님, 애 목 안을 보니 편도가 크게 부어서 숨도 못 쉴 것 같아요. 엄청 큰 것 같은데, 이거 수술해서 제거해야 하지 않나요?"

    이 경우 한방에서는 주로 수술하지 않고 허약 체질 때문에 약해진 인체 내의 면역 기능을 강화시켜 편도선과 임파선 등이 부어오르는 것을 방지하고 치료하는 데 주안점을 둔다.

    일반적으로 사람들은 양방에서는 편도가 커지면 무조건 수술한다고 알고 있으나 편도가 크다는 이유만으로 절제하지는 않는다. 편도의 크기만을 기준으로 수술하는 것이 아니라 증세나 합병증을 보고 꼭 필요한 경우에만 수술하는 것이 요즘의 일반적인 추세이다.

편도선 질환은 한방에서는 단유아單乳蛾(한쪽 편도만 부은 것), 쌍유아雙乳蛾(양쪽 편도가 다 부은 것) 등으로 불리며 주로 편도가 더 커지지 않게 하거나 커진 편도가 작아지게 하는 한방 약물치료를 위주로 치료한다. 한방에서는 외과적 수술 절제법은 될 수 있으면 피하고, 편도가 커지면서 발생하는 증상이나 합병증을 예방하는 데 치료의 중점을 둔다.

단유아는 폐경에 열이 왕성할 때 풍사(자연계의 비정상적인 바람)가 침범하여 울결되기 때문에 생기므로 육미지황탕에 갈근, 강활을 가하여 치료하며, 외용으로는 빙붕산을 뿌리고 삼릉침(피를 뽑아 사혈할 때 쓰는 침)으로 소상少商혈에 사혈(비정상적인 혈액을 뽑는 것)요법을 쓴다.

쌍유아는 폐, 위에 열이 울결되거나 풍열이 왕성하여 울결되기 때문에 생기므로 우선 소상, 상양 경혈을 침자출혈(침을 꽂아 피를 낸다는 의미)하고 육미지황탕에 진피, 소엽, 강활 등을 가하여 치료한다. 단유아와 쌍유아의 이러한 치료법은 한방 의료기관에서 치료하는 방법을 예로 든 것이다.

한방에서는 편도선 질환도 소아 허약 체질의 일종으로 보아 허약 체질을 개선함으로써 면역력을 키워 편도선 질환을 예방하는 데 치료의 중점을 둔다. 일반적으로 10세 이하에 매년 1~2회 정도 복용하는 소아귀룡탕을 처방할 때 편도선, 기관지를 보하는 처방을 같이 쓰면 대부분의 편도선 질환도 예방됨을 임상에서 자주 볼 수 있다.

한방상식

한방에서 편도선 질환 예방과 치료에 좋다고 알려진 약차로 는 우방자·갈근차가 있다. 우방자牛蒡子는 "우방신한소창독牛蒡辛 寒消瘡毒 풍열인동은진속風熱咽疼癮疹屬 (우엉 씨는 맛이 맵고 약성이 차 다. 부스럼 독을 없애고 풍열과 인후가 아픈 것을 치료하며 두드러기 등을 낫게 한다.)"이라 하여 소산풍열疏散風熱(풍과 열을 흩어 발산함), 선폐투진 宣肺透疹(폐의 기능을 강화하고 발진을 돋아 나오게 하여 낫게 함), 해독이 인解毒利咽(독을 풀고 인후를 좋게 함)의 효능을 가지고 있고, 갈근葛根 은 "갈근감평해상한葛根甘平解傷寒 주독온학갈병안酒毒溫瘧渴並安 (갈근[칡뿌리]은 맛이 달고 약성이 평平하다. 술독, 열성 전염병을 치료하고 번갈 을 없애 준다.)"이라 하여 승양해기升陽解肌(양의 기운을 상승시키고 근육 과 살의 열을 내림), 투진지사透疹止瀉(발진을 잘 돋아 나오게 하여 낫게 하 고 설사를 멈춤), 제번지갈除煩止渴(번갈을 없애고 갈증을 멈춤)하는 효능 을 가지고 있어서 편도선 질환의 예방과 치료에 효과가 있다.

깨끗한 물 1ℓ에 우방자 16g, 갈근 8g, 생강 5g, 대추 10개 정도를 넣 고 약한 불로 1시간 정도 끓여서 아침저녁으로 80㎖씩 복용한다.

양방으로 보는 소아 편도선 질환

편도가 큰 소아를 데려왔을 때 이비인후과 의사들이 모두 수술 을 권하는 것은 아니다. 즉, 누구는 수술을 권하고 누구는 수술이 필요 없다는 이야기를 할 것이다. 이것은 이비인후과 의사들마다 수술 여부를 결정하는 판단 기준이 다르기 때문이다. 이비인후과 의사들은 단순히 편도의 크기만 가지고 수술 여부를 결정하지는 않는다. 편도의 크기보다 편도가 커서 생겨날 수 있는 각종 합병증(고열이 동반되는 반복적인 편도염, 약물치료 등으로 잘 낫지 않는 중이염 및 축농증 등)으로 환자가 얼마나 고통 받을 것인가 하는 것이 수술 여부를 결정하는 중요한 판단 기준이 된다.

해부학적으로 볼 때 편도란 구개편도와 인후편도의 두 가지를 가리킨다. 누구나 입 안을 들여다보면 혀뿌리 쪽에 밤알 크기만 한 것이 보이는데 이것이 바로 구개편도이다. 그러나 인후편도는 코 뒤에 있으므로 전문가가 아니면 쉽게 볼 수 없다. 일반적으로 편도가 커지게 되면 코로 숨을 쉬기가 어려워져 코맹맹이 소리를 내며, 항상 입을 벌리게 되어 소아의 인상이 멍청해 보일 수 있다. 또한 잠잘 때 중간 중간에 호흡이 중지되는 수면 무호흡증을 보이기도 하고, 심하게 코를 골기도 한다. 깊은 숙면을 취하지 못하므로 소아 야뇨증이 생길 수도 있으며, 낮에 공부에 집중하기 힘들고 쉽게 피로를 느껴 졸음이 자주 올 수 있다. 또 심한 구강 호흡을 하기 때문에 치아에 부정교합이 생기기도 해 문제가 심각해질 수 있다. 바로 이와 같은 심각한 합병증으로 소아가 고통 받을 때 신중하게 수술을 고려한다. 그러나 소아의 나이가 3세 이하인 경우와 전신적 질환이 있을 때는 수술이 불가능하다.

23

관절염(퇴행성 관절염, 류머티즘성 관절염)

　관절염은 우리나라 사람들의 평균수명이 늘어나면서 100세 건강을 지키는 데 큰 걸림돌이 되는 질병이다. 관절을 많이 사용하거나 부적절하게 사용하는 경우에는 뼈와 뼈를 연결시키는 연골이 닳거나 관절을 이루는 조직에 문제가 생기는데, 이렇게 되면 관절염이 생긴다.

　관절염에는 퇴행성 관절염, 류머티즘성 관절염, 통풍성 관절염, 화농성 관절염이 있다. 관절염은 충혈, 부종, 발열, 통증 등의 일반적인 염증 증상에 관절이 뻣뻣해지는 증상이 추가되어 나타난다.

　퇴행성 관절염은 노화 때문에 생기는데, 관절을 많이 사용해 관절의 연골이 닳아서 생기는 관절의 염증이다. 퇴행성 관절염을 예방하려면 첫째로 관절에 무리가 되는 격렬한 운동을 삼가야 하고, 관절이 부상을 당하지 않도록 매우 신경 써야 한다. 따라서 모든 운동 전에는 항상 준비운동을 열심히 해서 관절을 미리 풀어 주어야 하고, 관절보호대 등을 착용하는 것도 도움이 된다. 또한 일단 관절염이 시작되었다고 판정되면 오히려 관절을 조금씩 적절하게 움직여야 한다. 왜냐하면 아프다고 움직이지 않으면 관절이 더 굳어지기 때문이다. 따라서 가벼운 통증 정도는 참고, 무리가 가지 않는 범위 내에서 운동을 해 주어야 오십견과 같은 퇴행성 관절염이 좋아진다. 오십견과 같은 견비통의 예방수칙은 부록에 있다.

류머티즘성 관절염은 퇴행성 관절염과는 달리 우리 몸의 면역 체계가 세균이나 바이러스를 공격하지 않고 오히려 우리 몸을 공격해서 발생하는 관절염으로서 혈액 속의 백혈구 세포가 우리 몸의 관절과 관절 주위 근육, 인대, 뼈를 공격해서 염증을 일으키는 것을 말한다. 따라서 아침에 기상했을 때 전신의 관절이 뻣뻣해지면서 1시간 이상 통증이 있고 손이나 발가락 마디가 붓고 통증이 있는 상태가 6주 이상 계속되며 미열, 피로, 체중 감소 등의 증상이 있을 때에는 의료기관으로 가서 빨리 류머티즘 검사를 받아 봐야 한다.

> **Tip 관절염의 민간요법** ·················
>
> 일반적으로 퇴행성 관절염 및 류머티즘성 관절염 등 관절염의 완치가 어렵다 보니 한·양방 모두에서 검증되지 않은 잘못된 민간요법들(고양이, 박쥐 등을 고아 먹는 행위 등)이 성행하고 있는데, 이는 한의사이건 양의사이건 모두 바람직하지 않은 방법으로 알고 있다. 따라서 주변의 "······했더니 낫더라" 등의 정확하지 않은 훈수에 귀 기울이지 말고 반드시 한·양방 의료기관으로 가서 제대로 된 진찰을 받고 치료를 해야 병을 고칠 수 있다는 사실을 알아야 한다.

관절의 경우는 주로 노인성의 퇴행성 관절염과 류머티즘성 관절염이 이에 해당되는데, 50대 이후와 노인들은 거의 퇴행성 관절염으로 고생한다고 볼 수 있고, 이는 한방 치료가 적합하다. 왜냐하면 한방에서는 노인에게는 떨어진 인체의 저항력과 관절의 허약을 우선적으로 보해 가면서 염증과 어혈을 제거하는 치료를 병행하기 때문이다. 실제로 15~20년 된 퇴행성 관절염도 이법방약理法方藥(한의학에서 치료의 과정을 나타내는 말이며 이理는 병의 이론, 법法은 치료의 방법, 방方은 치료의 처방, 약藥은 처방에 포함된 약물을 말함)과 군신좌사君臣佐使(이법방약 중에서, 특히 약藥의 단계에서 병의 경중에 따라 약의 용량 조절을 하는 것을 군신좌사라고 하는데, 군약君藥은 가장 중요한 병증에 쓰는 용량이 많은 약이며, 그 다음이 신약臣藥이고 좌약佐藥과 사약使藥은 보조 치료제에 해당됨)에 의해 정확하게 처방된 한방 약물치료, 침구요법, 운동요법, 사상체질 식이요법 등으로 3~6개월 안에 호전되는 경우를 임상에서 자주 접한다.

한편, 류머티즘성 관절염은 30세 전후의 비교적 젊은 여성들에게 많이 발생한다. 퇴행성 관절염은 몸의 어느 한쪽 관절에서 시작되지만, 류머티즘성 관절염은 대칭되는 몸의 양쪽 관절에서 동시에 나타나는 경우가 많다. 또한 류머티즘성 관절염은 손가락, 발가락, 어깨 등 온몸 관절에 대부분 영향을 끼치며 붉은 반점, 열, 피로, 체중 감소 등의 신체 증상들이 동반되는 특징을 갖고 있다. 한방에서는 인체 내의 면역력을 키워 백혈구 세포가 본인의 관절, 관절 주위 근육, 인대, 뼈 등을 공격하는 현상을 미연에 방지하는 방향으로 약물치료, 침구치료, 운동요법, 사상체질 식이요법 등이 개발되어 있다.

한방상식

한방에서 관절염의 예방과 치료에 좋다고 알려진 약차로는 강활·방풍차가 있다. 강활羌活은 "강활신온거풍습羌活辛溫祛風濕 신통두동근골급身痛頭疼筋骨急(강활은 맛이 맵고 약성이 따뜻하다. 풍과 습기를 없애고 몸이 아픈 것과 두통, 근골이 당기는 것을 치료한다.)"이라 하여 산표한散表寒(인체 표층의 찬 기운을 발산시킴), 거풍습祛風濕(풍과 습기를 제거함), 이관절利關節(관절을 부드럽게 함)의 효능을 가지고 있고, 방풍防風은 "방풍감온골절비防風甘溫骨節痺 제풍구금두훈류諸風口噤頭暈類(병풍나무 뿌리는 맛이 달고 약성이 따뜻하다. 뼈마디가 저리고 아픈 것을 낫게 하고 풍에 의한 증상, 입이 마비되는 증상, 머리가 어지움 등을 치료한다.)"라 하여 해표거풍解表祛風(인체의 표층의 기혈 순환을 좋게 하고 풍사를 제거함), 승습지통勝濕止痛(습기를 제거하고 통증을 멎게 함)하는 효능을 가지고 있어서 관절염의 예방과 치료에 효과가 있다.

깨끗한 물 1ℓ에 강활 20g, 방풍 10g, 생강 5g, 대추 10개 정도를 넣고 약한 불로 1시간 정도 끓여서 아침저녁으로 80㎖씩 복용한다.

　퇴행성 관절염은 완치되는 병은 아니나 적절한 운동, 물리치료, 약물치료를 하면 정상 생활을 하는 데 지장이 없으므로 증상을 방치한다거나 잘못 치료해서 관절이 기형적으로 뒤틀려 보행에 지장이 오게 해서는 안 된다. 심하면 인공 관절 수술을 받기도 하지만 역시 완치되는 것은 아니다.

　퇴행성 관절염이 시작되었을 때 아프다고 움직이지 않으면 관절이 더 굳어지므로 무리가 가지 않는 범위 내에서 운동을 하여 움직여야 한다. 맨손체조, 걷기, 수영, 자전거타기 등이 좋다. 약물치료 시 관절염에 사용되는 약물은 아스피린, 스테로이드, 비스테로이드성 진통소염제(인도메타신, 펠덴, 설감, 낙센, 볼타렌 등 종류가 많음), 콕스2 억제제 등으로 다양하다. 요즘 유행처럼 선전이 많이 되고 있는 글루코사민 또는 콘드로이틴 등 관절 영양제를 복용하는 것도 관절염 치료에 어느 정도의 도움은 되지만 이들은 출혈, 인슐린 작용 억제 등의 부작용이 있으므로 의사와 상의한 후 복용해야 한다. 퇴행성 관절염은 의사의 지시에 따라 약물치료, 물리치료를 받아야 하고 관절경 수술이 필요한 경우도 있다. 류머티즘성 관절염의 치료도 퇴행성 관절염의 경우처럼 쉽지 않다. 퇴행성 관절염처럼 의사의 지시에 따른 약물치료, 물리치료, 운동치료를 병행해야 한다. 그 외에 관절경 수술, 인공 관절 수술 등이 있다.

24

피부 질환(아토피)

　'아토피(atopy)'라는 말의 어원은 그리스어에서 왔으며 '이상한'이라는 뜻으로, '아토피성 피부염'이란 어원대로 설명하면 '원인을 알 수 없는 정말로 이상한 피부염'을 가리킨다. 쉽게 설명하면 눈에 알레르기 질환이 생기면 '알레르기성 결막염(allergic conjunctivitis)', 코에 알레르기 질환이 생기면 '알레르기성 비염(allergic rhinitis)', 기관지에 알레르기 질환이 생기면 '알레르기성 천식(allergic asthma)', 피부에 알레르기 질환이 생기면 '아토피'인데 아이를 둔 부모들이 가장 두려워하는 것은 바로 피부에 발생하는 알레르기인 아토피라고 볼 수 있다.

　피부가 가렵고, 피부에 반점이 생기며, 이런 현상들이 만성으로 지속되는 세 가지 조건을 갖추었을 때 일반적으로 아토피성 피부염이라고 진단한다. 아토피성 피부염이 가장 많이 나타나는 나이는 한 살이며, 태어나서 얼마 되지 않은 아이들에게 나타나는 것이 대부분이다. 이러한 아토피는 대부분 음식 조절 등을 통해 시간이 지나면 자연스레 없어지기도 한다. 그러나 유년기에 발생하는 아토피 질환이 10년 이상 또는 평생 지속되는 경우도 있는데, 이를 '성인 아토피'라고 부른다. 이는 전체 아토피의 1% 정도이다.

이와 같이 아토피란 인체 내의 면역체계가 비정상적으로 예민한 것을 가리킨다. 요즘에는 아이가 대부분 하나이고 형제들 없이 홀로 과잉보호를 받으며 깔끔한 것에만 익숙해져 있어서 몸에 조금만 이물질이 들어오면 과잉반응하는 것이 문제이다. 이와 같이 몸이 지나치게 예민하면 아토피처럼 많은 문제를 야기한다.

한방으로 보는 아토피

한방에서는 아토피성 피부염을 태열胎熱이라고 부르는데, 보다 엄밀히 이야기하면 태열은 태중열독胎中熱毒을 가리키는 말로 병의 원인을 찾아서 붙인 이름이다. 아토피성 피부염은 병의 특징적 증상을 기준으로 붙인 이름으로, 같은 질환을 서로 다른 시각에서 보고 부르고 있음을 알 수 있다.

아토피성 피부염에 대한 치료법은 한방이건 양방이건 명확하게 제시되지 못하고 있는데, 그 이유는 아토피의 원인이 사람마다 다르고 너무나 다양하기 때문이다.

한방에서는 아토피성 피부염이란 인체 내의 전체적인 균형을 바로잡아야 해결할 수 있다고 보아 한방 약물치료, 침구요법, 식이요법, 운동요법 등으로 각 개인의 체질적 균형을 바로잡아서 인체가 갖고 있는 정기(몸 안의 올바른 기운으로서 면역력을 말함)를 회복시키는 데 치료의 주안점을 둔다. 이를 올바른 기운을 도와줌으로써 나쁜 기운인 사기를 쫓아낸다는 '부정거사扶正祛邪'라고 한다.

한방에서 제시하는 아토피의 예방수칙은 다음과 같다.

(1) 아이를 외부 환경과 차단하여 키우지 않는다.
(2) 아이가 흙을 밟고 충분히 놀게 내버려 두어 자연과 조화를 이루게 한다.
(3) 피부가 숨을 잘 쉴 수 있게 바람을 쐬게 한다.
(4) 꾸준하게 운동하여 땀을 내게 한다.
(5) 집안 환경을 항상 쾌적하게 한다.
(6) 낮에는 충분히 놀고 밤에는 숙면을 취하게 한다.
(7) 목욕은 1일 1회 정도 한다.
(8) 목욕 후 보습제는 3분 이내에 발라 준다.

한방상식

한방에서 아토피의 예방과 치료에 좋다고 알려진 약차로는 금은화·연교차가 있다. 금은화金銀花는 "금은화감한옹선퇴金銀花甘寒癰善退 미성즉산이성궤未成則散已成潰(금은화는 맛이 달고 약성이 차다. 몸에 나는 부스럼, 종기 따위를 잘 물리치는데 종기가 채 되지 않은 옹저는 헤쳐 버리고, 종기로 자란 것은 터뜨린다.)"라 하여 청열해독淸熱解毒(열을 내리고 독을 없앰), 양산풍열凉散風熱(인체 내의 풍과 열의 기운을 서늘하게 발산시킴)의 효능을 가지고 있고, 연교連翹는 "연교고한소옹독連翹苦寒消癰毒 기취혈응습열속氣聚血凝濕熱屬(연교는 맛이 쓰고 약성이 차며 부스럼 독, 기가 뭉친 것, 혈액이 응고된 것을 치료하고 습기와 열을 없앤다.)"이라 하여 청열해독淸熱解毒, 소종산결消腫散結(종기를 없애고 기가 뭉친 것을 풀어 줌)하는 효능을 가지고 있어서 아토피의 예방과 치료에 효과가 있다.

깨끗한 물 1ℓ에 금은화 8g, 연교 8g, 감초 4g을 넣고 약한 불로 1시간 정도 끓여서 아침저녁으로 어른은 80㎖씩, 소아는 40㎖씩 6개월 정도 꾸준히 복용한다. 약차 달인 물을 아토피가 있는 부분에 수시로 조금씩 발라 주어도 좋다.

양방으로 보는 아토피

아토피성 피부염도 넓은 의미에서 알레르기 질환에 포함시키며, 발병 원인이 정확하게 밝혀지진 않았으나 유전적 요인과 환경적 요인이 함께 작용해서 병을 일으킨다고 추정하고 있다. 아토피성 피부염 환자의 70% 정도는 가족력이 있고, 이 중 절반 정도는 알레르기성 천식 또는 알레르기성 비염을 같이 갖고 있다.

아토피성 피부염이 다른 알레르기 질환과 다른 점은 피부염의 발병에 알레르겐이 직접적으로 관여하지 않는다는 점이다. 그러므로 많은 의사들이 땅콩 등의 견과류, 달걀, 우유, 조개, 생선류 등을 피하라고 이야기하지만 특정한 음식이 증상을 악화시킨다는 증거가 없는 한 음식을 가릴 필요는 없다고 볼 수 있다.

다른 알레르기 질환에는 회피요법이나 면역요법을 시행하는데 아토피성 피부염에는 이들을 시행하지 않는다. 항히스타민제 등의 약물을 적절히 사용해서 피부염이 악화되는 것을 막아 줄 뿐이다. 아토피성 피부염의 경우 가려워도 절대 긁지 않는 것이 중요하다. 또한 나이가 들어가면서 낫는 경우가 많으므로 의사의 지시에 따라 증상을 꾸준하게 조절해 나가는 것이 중요하다. 근거 없는 각종 광고에 현혹되지 말아야 함은 물론이다.

피부과에서 주는 복용약과 바르는 약에 대한 거부감을 가지는 부모들이 많으나 요즘에는 안전성이 검증된 약들이 많으므로 의사와 잘 상의하여 복용하는 것은 나쁘지 않다.

25

갑상선 질환

갑상선甲狀腺(thyroid gland)은 인체 내에 갑상선 호르몬을 분비하는 내분비기관으로, 목 한가운데의 볼록 튀어나온 갑상연골(물렁뼈) 아래에 있으며, 마치 나비가 양쪽 날개를 펼친 것 같은 형태이다.

갑상선 호르몬은 우리 몸의 대사를 조절하는데, 갑상선 호르몬이 많이 분비되면 우리가 먹은 음식이 빨리 타서 없어지면서 몸에 열이 나게 된다. 따라서 갑상선 호르몬이 많이 분비되면 음식을 많이 섭취해도 금세 배가 고프고, 또한 살도 빠진다. 음식이 빨리 에너지로 소모되어 버리기 때문이다. 그리고 몸에 열이 많아져서 더위를 견디지 못하고, 자율신경의 하나인 교감신경이 자극되어 심장박동이 빨라지며, 신경이 예민해지고 성격이 급해지며, 손발이 떨리는 등의 증상이 생긴다. 또한 갑상선이 정상 크기보다 커지고 눈이 튀어나오는 등 외모도 변하는데, 이를 '갑상선 기능 항진증'이라고 부른다.

이와 반대로 갑상선 호르몬이 매우 적게 분비되면 음식이 빨리 에너지로 사용되지 않기 때문에 조금만 먹어도 살이 찌고, 몸에 열이 없어 추위를 많이 타게 된다. 이상할 정도로 피로가 오고, 무기력하며, 언행이 느려지고, 손과 얼굴이 부으며, 손발에 쥐가 잘 나고, 자꾸 졸리며, 피부도 거칠어지는데 이것을 '갑상선 기능 저하증'이라고 부른다.

Tⁱ^p 갑상선 질환의 치료

갑상선 질환의 경우 일반적으로 치료방법이 까다로우므로 한방과 양방 의료기관을 모두 방문하여 전문적인 진찰을 받은 후 두 의료기관 중 자신에게 적합한 곳을 선택하여 치료한다. 양쪽 치료를 같이 받는 것도 치료에 도움이 된다. 따라서 갑상선 질환의 경우 '한방상식'에서 약차요법을 따로 기재하지 않았다. 왜냐하면 약차요법이 간단하지 않고 오히려 치료에 혼란을 줄 수 있기 때문이다.

한방으로 보는 갑상선 질환

1) 갑상선 기능 항진증

갑상선 기능 항진증은 한방에서는 영癭, 영류癭瘤, 소갈消渴, 정충怔忡, 경계驚悸, 번조煩燥 등의 범주에 속한다. 대부분 본허표

실本虛標實증으로 음허陰虛(음의 기운이 양보다 모자라는 상태)가 본(근본 원인)이 되고, 화왕火旺(화의 기운이 왕성한 상태)이 표(겉으로 드러나는 상태)가 된다. 즉, 한방에서는 갑상선 기능 항진증의 주요 병리 변화를 음허화동陰虛火旺, 허화내동虛火內動으로 본다.

치료는 원인에 따라 달리 한다. 간기울체肝氣鬱滯(간의 기운이 소통되지 못하고 막힌 상태)는 간기의 정상적인 소설疏泄(막힌 것을 뚫어 준다는 의미) 기능을 회복시켜 주는 가미소요산 등으로 치료하고, 간양상항肝陽上亢(간의 양이 위로 치솟는 병리적 현상)은 간화肝火가 역동逆動(거꾸로 치솟는 것)하는 것을 억제해 주는 가미사간탕을 쓰며, 간신휴손肝腎虧損(간과 콩팥의 음의 기운이 고갈된 상태)은 간신肝腎의 음허陰虛이므로 간신의 음을 보해 주는 사육탕으로 치료한다. 심음부족心陰不足(심장의 음의 기운이 부족함)은 청심연자음, 심신불교心腎不交(심장의 화火와 콩팥의 수水가 원래 상하로 교류를 해야 건강이 유지되는데 그렇지 못한 경우)는 자음강화탕, 기혈울체氣血鬱滯는 육울탕, 습담울결濕痰鬱結은 곤담환 등에 가감하여 응용한다. 이는 반드시 한방 의료기관의 진단을 거친 처방에 따라 치료해야 한다.

2) 갑상선 기능 저하증

갑상선 기능 저하증은 한방에서 부종浮腫(몸이 붓는 것), 허로虛勞(몸이 허약해짐), 행지行遲(행동이 느림), 어지語遲(말이 느림), 결양증結陽證(양의 기운이 묶여 있어서 음의 기운이 왕성함) 등의 병증에 속하며 명문화쇠命門火衰(생명의 문인 명문命門의 화火가 쇠약해짐), 비신양허脾腎

陽虛(비장과 콩팥의 양의 기운이 허약해짐) 등이 원인이다. 통치방으로
는 사군자탕, 계출탕, 보중익기탕, 오적산, 계지복령환, 당귀사역
가오수유생강탕 등이 있는데 반드시 한방 의료기관의 진단을 거
쳐 체질에 맞는 처방을 복용해야 효과가 있다.

양방으로 보는 갑상선 질환

1) 갑상선 기능 항진증

갑상선 기능 항진증의 치료법은 크게 세 가지가 있는데, 갑상선
기능 저하증보다 치료하기가 까다롭다. 첫째는 항抗갑상선제를
복용하는 약물요법이고, 둘째는 방사성 동위원소(요오드)를 복용
하여 갑상선을 파괴하는 요법, 셋째는 수술로써 갑상선을 제거하
는 것이다. 치료가 어려운 점은 이 세 가지 요법들에 각각 장·단
점이 뚜렷하기 때문에 선택하는 것이 쉽지 않다는 것이다. 선택은
반드시 담당 의사와 상의하여 결정해야 한다.

항갑상선제를 복용하는 약물요법을 사용하면 1년 이상에서 보
통 2~3년 정도 장기간 약을 복용해야 한다. 그러나 그렇게 해도 50%
정도는 약 복용을 중지하면 재발하니 큰 문제이다. 만약 재발하면
갑상선을 파괴하는 등의 치료법을 선택해야 한다.

방사성 동위원소를 복용하여 갑상선을 파괴해 버리는 방법은
효과가 즉시 나타나며 별도의 부작용이 없다. 그러나 치료 후 1년
이내에 약 20%의 환자에게 갑상선 기능 저하증이 오고, 이런 경

우에는 평생 갑상선 호르몬제를 복용해야 한다.

수술로써 갑상선을 제거하는 방법은 갑상선을 5g만 남겨 두고 모두 잘라 버리는 것인데, 효과가 즉시 나타나기는 하지만 수술해도 약 20%에서는 항진증이 재발하고, 나머지는 방사성 동위원소 치료에서처럼 갑상선 기능 저하증이 온다.

2) 갑상선 기능 저하증

갑상선 기능 항진증에 비해 갑상선 기능 저하증은 치료가 비교적 간단하다. 부족한 만큼의 갑상선 호르몬을 보충해 주는 치료만 하면 된다. 갑상선 호르몬제는 부작용이 거의 없고 가격도 매우 저렴한 편이다. 매일 약을 복용하는 것이 번거롭기는 하지만 익숙해지면 큰 불편 없이 치료할 수 있다. 갑상선 기능 저하증 환자가 주의할 점은 갑상선 호르몬의 원료인 요오드 성분이 많은 미역, 다시마, 김 등의 해조류를 지나치게 많이 먹으면 안 된다는 것이다. 지나친 요오드 성분의 섭취는 오히려 증세를 더 악화시킬 수 있다. 왜냐하면 우리나라 사람은 갑상선 호르몬의 생성에 필요한 요오드 양의 5~10배를 식사를 통해 이미 섭취하고 있기 때문이다.

한방·양방
건강상식&실천법

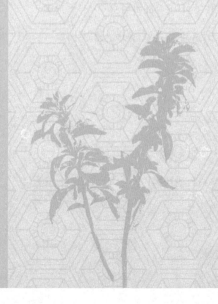

1

잘못된 한·양방 건강상식
바로잡기 50

진료실에서 환자들을 진료하다 보면 환자들이 한방과 양방 부분에서 모두 잘못된 건강상식을 알고 있어서 참으로 안타까울 때가 많다. 이러한 잘못된 건강상식들은 '모르는 게 약이다.' '선무당이 사람 잡는다.'라는 말이 있듯이 오히려 환자에게 심각한 혼란을 일으키게 한다. 또한 잘못된 정보 때문에 조기 발견·조기 치료의 기회를 놓치는 경우도 많다. 따라서 일반적으로 환자들이 가장 많이 궁금해하면서 잘못 알고 있는 한방과 양방의 건강상식들을 이번 기회에 바로잡아 보고자 한다.

한방 편 25

(1) 한약과 양약을 동시에 복용하면 안 된다.

고혈압 약이나 당뇨 약처럼 늘 복용하는 양약이 있을 때 혹은 감기약처럼 일시적으로 양약을 복용할 때 한약을 같이 복용해도 되는지에 대해 말들이 많다. 그런데 한약과 양약을 동시에 꼭 복용해야 한다면 그렇게 해도 된다. 단, 약의 작용 시간을 감안하여 약 복용 시간을 잘 조절해야 한다. 그렇게 하면 오히려 시너지 효과를 나타내어 좋은 효과를 가져오기도 한다.

양약과 한약을 같이 복용하는 경우 양약을 식후에 복용해야 한다면 양약 복용 후 30분 이후에 한약을 복용하면 되고, 양약을 식전에 복용해야 한다면 한약을 식후 30분에 복용하면 된다.

보통 양방병원에 가면 한약 복용하는 것을 안 좋게 이야기하고, 한방병원에 가면 양약 복용하는 것을 역시 안 좋게 이야기하는데 이럴 때 누구 말을 들어야 하냐면서 하소연하는 사람들이 많다. 양의사들 중 극히 일부는 한약이 간에 나쁘니 무조건 먹지 말라고 지시하는 경우가 있고, 한의사들 중에도 극히 일부는 양약은 간과 콩팥에 나쁘니까 무조건 먹지 말라고 지시하는 경우가 있다. 그러나 이것은 한 단면을 잘라 말하는 것에 불과하다. "한약에 대해서는 솔직히 잘 모르니 한약의 전문가인 한의사와 상의하세요."라거나 "양약에 대해서는 잘 모르니 양의사와 상의하세요."라고 말하는 것이 원칙이다.

양약 중 대부분의 감기약은 간에 독성을 남길 뿐만 아니라 비활동성이 된 간 질환을 재발시키기도 하는데 변비약의 일종인 옥시페니사틴, 혈압·심장에 쓰는 알도메트, 항암제인 메토트릭세이트, 항결핵제인 아이나아 등의 장복은 심한 만성 간염이나 간경변증을 초래할 수 있다.[1] 그렇

---

1) 김정룡, 『간박사가 들려주는 간병 이야기』, 서울 : 에디터, 2002, p.192

다고 한의사가 "양약은 모두 간에 나쁘니 무조건 먹어서는 안 됩니다."라고 환자에게 지시한다면 이는 크게 잘못된 것이다. 또한 한방병원에서 진료 받지 않고 의료기관이 아닌 곳에서 임의로 규격품이 아닌, 독성 검사를 거치지 않은 한약재를 구해서 본인 스스로 복용하는 것 역시도 간에 해로울 수 있다. 왜냐하면 한방 의료기관 이외의 시중에 나도는 불법 한약재 중의 대부분은 성분 미상인 경우가 많고, 이런 약재들은 함부로 복용해서는 안 되기 때문이다. 부자附子라는 약재의 경우도 아코니틴(aconitine)이라는 독성 성분이 있으므로 반드시 한방 의료기관의 자문을 구하고 복용하지 않으면 위험하다.

(2) 한약을 먹을 때는 음식을 까다롭게 가려 먹어야 한다.

보통 한방병원에서 한약을 지어 올 때면 약 복용 시에 어떤 음식들을 먹지 말라는 말을 듣게 된다. 항간에 워낙 속설이 많아 한국, 중국, 일본의 한의학을 모두 검토한 결과 피해야 할 음식으로는 술, 돼지고기, 닭고기가 있다. 이것들을 한약과 같이 먹게 되면 한약의 흡수를 방해하기 때문인데, 이는 한약뿐만 아니라 양약에도 해당된다. 한약 복용 도중에 부득이한 사정으로 술, 돼지고기, 닭고기를 먹었다면 그 후로 한 번 정도 한약 복용을 중지했다가 다시 복용하면 된다. 학생들은 대부분 하루에 한약을 아침저녁으로 두번 복용하고, 성장기이므로 학교 급식 등에서 제공되는 돼지고기, 닭고기 정도는 한약 복용 중에 먹어도 무방하다. 너무 많은 양의 돼지고기, 닭고기만 삼가면 된다는 뜻이다. 한약은 일반적으로 식후 30분에 하루 세 번 복용하는 것이 원칙이지만 점심때 복용하기 어렵다면 아침저녁 두 번 복용해도 되고, 녹용이 들어간 한약은 약성이 부드러우므로 공복에 복용해도 상관없다. 소아 녹용약의 경우는 하루에 1포 또는 2포를 소아가 먹던 숟가락으로 수시로 복용하면 되고, 잘 안 먹는 경우에는 일정량의 흑설탕과 토종 꿀을 첨가하여 복용시켜도 좋다.

우리 국민들은 한약을 먹을 때는 비교적 복용원칙에 대해 문의도 잘하고 또 잘 지키는 편인데, 양약을 먹을 때는 무관심하다. 그러나 양약을 복용할 때도 일정한 원칙이 있다. 모든 내복약은 원칙적으로 충분한 양의 물과 함께 복용해야 한다. 커피, 콜라, 주스, 이온음료 등의 음료수와 함께 약을 복용하는 사람들이 있는데 이는 바람직하지 않다. 간혹 우유와 양약을 같이 먹는 사람들을 본 적이 있는데, 변비약이나 빈혈약들은 우유와 함께 먹어서는 안 된다. 대부분의 약들이 산성 상태인 위에서 녹는 것과 달리 변비약과 빈혈약은 알칼리 상태인 장에서 녹아 흡수되도록 만들어졌기 때문이다. 따라서 알칼리성인 우유와 함께 먹으면 위에서 미리 녹아 약효가 파괴될 수 있다.

또한 약이 정확한 효과를 나타내기 위해서는 한약뿐만 아니라 양약도 음식과의 밀접한 관계를 생각할 필요가 있다. 예를 들자면 천식 등의 치료에 쓰이는 테오필린은 구조가 카페인과 비슷해 커피, 홍차와 함께 먹으면 두통, 현기증, 가슴 두근거림 등이 나타날 수 있다. 그리고 심장병과 고혈압 치료제인 혈압 강하제는 기름진 중국 음식, 콩, 우유, 고기 등 단백질이 많은 식사를 한 다음에는 혈중 농도가 높아져 부정맥, 저혈압 쇼크를 일으킬 수 있으므로 복용하지 말아야 한다.

(3) 한약재와 한약은 같은 말이다.

한약재와 한약은 엄연하게 다르다. '한약재' 란 눈으로 보이는 생약 또는 천연물을 말하고, 한의학에서 말하는 '한약' 이란 단순한 한약재의 나열이 아니라 한의학을 심도 있게 전공한 한의사가 이理 · 법法 · 방方 · 약藥, 군君 · 신臣 · 좌佐 · 사使의 과정을 거쳐 처방한 것이다. 이는 병의 이론, 법은 치료의 방법, 방은 치료의 처방, 약은 처방에 포함된 약물을 말한다. 또한 군 · 신 · 좌 · 사는 이 · 법 · 방 · 약 중 특히 약의 단계에서 병의 경중에 따른 약의 용량 조절을 말한다.

예를 들어 한약은 『동의보감』의 허준 선생이 말하는 처방(일반적으로 화제和劑라고 하는 것으로, 한의학 용어로는 방제方劑(prescription)이다. 예를 들면 가감加減보중익기탕, 가감加減십전대보탕 등이 있음) 그 자체를 말한다. 즉, '한약재 = 생약 = 천연물 ≠ 한약' 을 말하는 것이고, 한의학에서 말하는 변증론치와 이 · 법 · 방 · 약, 군 · 신 · 좌 · 사의 치밀한 이론에 의해 세밀하게 처방된 것이 '한약' 이라는 것이다. 따라서 누가 어디에 좋더라는 말만 듣고 성분 미상의 한약재를 본인 스스로, 또는 타인이 구해 준 것을 아무 생각 없이 달여 먹는 것은 위험하다. 이상과 같은 이유 때문에 일반인이 말하는 '보중익기탕' 과 체계적인 이론과 임상 교육을 10여 년 이상 거친 한의사가 처방하는 '가감加減보중익기탕' 은 엄연하게 차이가 난다. 따라서 일부 양의사들이 말하는 "한약은 간에 나쁘다." 라는 것은 기본적으로 틀린 표현이고, "한약재 중 극히 일부는 간에 나쁠 수 있으니 반드시 한방 의료기관의 자문을 구해야 한다." 라고 표현되어야 할 것이다.

(4) 한약은 생약이므로 양약보다 무조건 안전하다.

간혹 환자들 중에는 한약은 생약이므로 어떤 것을 복용하더라도 무조건 안전하다고 지레짐작하여 검증되지 않은 약재들을 본인이 직접 구해 달여 복용하기도 한다. 바로 이러한 점이 우리나라 의료 관행의 큰 문제점이다. 한방병원에는 의약품의 기본 요건이 되는 안전성, 유효성, 안정성 등의 검사를 마친 규격 한약재가 공급되므로 우리가 실생활에서 섭취하는 농약 묻은 채소·과일보다 위험성이 훨씬 덜하다. 그리고 부자, 천오, 초오 등의 맹독성 약재를 한약의 전문가인 한의사의 진단을 거치지 않고 복용하면 간에 치명적인 손상을 일으킬 수 있다. 또한 출처가 불분명한 한약재를 복용하게 되면 역시 간 독소로 인체에 치명적인 해를 입힐 수 있다. 따라서 과학적으로 검증되지 않은 민간요법은 상당히 위험하다. 한의사와 양의사들이 염려하는 부분이 바로 이러한 것들이다. 한약은 항상 한방병원에서 정확한 진찰을 받은 후 복용해야 할 것이다.

(5) 보약을 먹으면 살이 찐다.

보약의 종류는 보기제, 보혈제, 보음제, 보양제 등 네 가지로 크게 나눌 수 있는데 이 중에서 보기제와 보양제는 주로 인체의 에너지원을 강화하므로 살이 찌지 않고 몸을 보하는 효과가 있고, 보혈제와 보음제는 인체의 구성 성분을 강화하므로 살을 찌우는 효력이 있다. 따라서 모든 보약이 다 살을 찌우는 것은 아니다.

(6) 임신 중 한약을 먹으면 안 된다.

임신 중에는 한약 또는 양약 모두 조심해서 복용해야 한다. 그러나 임신 중에도 질병에 의해 산모 또는 태아의 건강이 나쁜 경우 이를 방치해서는 안 되므로 임신 중 금기약을 피해서 조심스럽게 한약을 복용할 수 있다. 『동의보감』 등 한의서에는 임신 중 치료제가 상당히 많다. 단, 반드시 한방병원에서 전문적인 진찰을 받은 후 한약을 복용해야 안전하다.

(7) 녹용을 먹으면 머리가 나빠진다.

속설이다. 예전에 녹용을 복용한 소아들은 얼굴 안색도 귀하게 보이고 총명해 보였다고 한다. 그래서 녹용을 복용하지 못한 소아들의 부모들이 질투심에 이런 소문을 퍼뜨렸다는 이야기가 있다. 물론 지나치게 많은 양을 복용하면 문제가 될 수도 있다. 약의 양에 대한 부분은 반드시 한방병원으로 내원하여 상담해야 한다.

(8) 한약과 무를 먹으면 머리가 희게 된다.

역시 속설이다. 한약재 중 숙지황과 생무는 서로 상극관계라서 위장장애에 의한 흡수장애를 일으키므로 문제가 되지만, 생무를 예전처럼 구황음식으로 먹는다거나 하는 일은 없으므로 일상적인 음식으로 조리된 무는 한약을 복용할 때 먹어도 괜찮다.

(9) 아이들은 한약을 먹으면 몸에 좋지 않다.

그렇지 않다. 소아의 대표적인 보약인 소아귀룡탕은 주로 10세 이하에 복용하며, 소아기는 세포 분열이 왕성하여 성장의 속도를 내는 시점이므로 적절한 진료를 받아 한약 복용이 필요하다면 복용하는 것이 미래의 건강을 담보하는 데 좋다.

(10) 침 맞은 날은 물에 몸을 담그면 안 된다.

한의학에서는 침을 맞기 전 또는 맞은 후에 과도한 활동을 자제할 것을 당부하고 있다. 그러나 침을 뺀 후 하루 종일 목욕을 못하는 것은 아니고 2시간 정도 경과 후에는 가능하다. 2시간 정도 경과하면 침을 맞아 열렸던 경혈이 닫히기 때문이다. 한의학에서는 열려진 경혈로 찬 기운이 들어가서 생기는 '침몸살' 때문에 걱정하는 것이다.

(11) 심장병은 무조건 양방에서 수술해야 한다.

잘 알다시피 심장병은 4대 성인병의 하나이고, 따라서 예방하는 것이 최선의 방법이다. 그리고 심장병이 발병하였다고 해서 다 수술하는 것은 아니며, 심장병의 발병 양상과 진행 경과를 살펴 한방과 양방의 치료를 모두 시행할 수 있다. 따라서 우선 한·양방 의료기관을 내원하여 정확한 진찰을 받은 후 해당 주치의와 치료 방향을 결정하면 된다. 4대 성인병의 경우 한 병원의 말만 듣지 말고 한·양방 각각 적어도 세 군데의 의료기관의 상담을 토대로 치료 방향을 결정하는 것도 좋은 방법이다. 왜냐하면 같은 질병이라도 병원들마다 치료 방향이 다를 수 있기 때문이다.

(12) 피로할 때 녹용만 따로 달여 먹어도 효과가 좋다.

녹용은 대표적인 보양약으로, 피로를 현저히 회복시키는 효력이 있다. 그러나 고혈압 등의 열성 질환이 있는 경우에는 반드시 한방 의료기관에서 정확한 진찰을 받은 후 제대로 된 처방 안에 포함시켜 복용해야 효력을 발휘할 수 있다. 녹용만 단독으로 달여 복용하다가 고혈압이 악화되어 뇌출혈 등의 중풍을 일으킬 수도 있기 때문이다.

(13) 만성 피로에는 꼭 보약을 먹어야 한다.

만성 피로라고 꼭 보약 등의 약에 의존하는 것은 바람직하지 않다. 피로는 간의 해독 작용을 통해 회복된다고 볼 때 약을 복용하게 되면 약을 대사하고 처리하느라 간이 또 일을 하게 되므로 오히려 피로가 더 올 수도 있다. 그러나 만성 피로도 그 원인이 여러 가지이므로 한방 의료기관에서 진찰을 받아 보고 이상이 있다면 적합한 치료제 및 보제를 복용하여 회복시킬 수도 있다.

(14) 간 질환에는 녹즙이 최고이다.

그렇지 않다. 녹즙은 차가운 성질을 갖고 있어서 간 질환이 있는 사람의 소화·흡수를 방해할 수도 있다. 게다가 많은 양을 복용하면 간에서 대사 처리를 하는 데 부담을 주어 오히려 저하된 간 기능에 무리를 줄 수 있다. 또한 민간요법 등 검증되지 않은 재료를 사용하면 간 기능이 더 나빠질 수 있으므로 반드시 한방병원에 문의하여 환자에게 맞는 복용량과 복용 시간을 상담하여야 한다.

(15) 한약은 여름철에 복용하면 땀으로 빠져나가 효력이 떨어진다.

우리 국민들을 우롱하는 참으로 단순한 논리이다. 그러면 우리나라 의료인들이 가장 선호하는 여름철 보양식인 삼계탕을 먹으면 땀구멍으로 닭고기, 인삼 뿌리, 밥알도 다 튀어나와야 할 것이다. 오히려 땀에 의한 전해질 손실과 여름철 냉방병 등을 방지하기 위해 여름철에 한약을 지으러 오는 환자들이 더 많다.

(16) 손발이 저리면 중풍을 의심해야 한다.

꼭 그렇지는 않다. 손발 저림은 척추 질환, 근막동통 증후군, 만성 근육 피로, 원인 불명 등 여러 원인들이 있을 수 있으므로 한·양방 의료기관에 가서 우선 정확한 원인부터 찾아내야 한다.

(17) 눈과 얼굴의 근육이 자주 떨리면 중풍이 온다.

이 역시 중풍 전조증으로 볼 수도 있으나 다른 원인들이 있을 수 있다. 그러므로 지레짐작으로 한방 의료기관에서 침만 맞을 것이 아니라 한·양방 의료기관을 모두 방문하여 정확한 진찰을 받는 것이 급선무이고, 치료는 그 이후의 문제이다. 특히 심장병, 고혈압, 당뇨, 고지혈증이 있는 경우에는 중풍이 잘 올 수 있으므로 이 선행 질환들의 철저한 관리가 필요하다.

(18) 남좌여우男左女右라 하여 남자는 왼쪽, 여자는 오른쪽에 중풍이 오면 경과가 나쁘다.

이런 비생산적인 글귀를 외느라 신경 써서 오히려 중풍이 올까 더 걱정이다. 검증되지 않은 통계에 겁먹지 말고 중풍에 안 걸리도록 평소에 건강관리를 하는 것이 더 중요하다. 즉, 운동을 통해 비만을 예방하고 심장병, 고혈압, 당뇨, 고지혈증 등의 선행 인자들을 철저히 없애면 되는 것이다. 중풍의 예후는 남녀 또는 좌우의 문제에 달려 있는 것이 아니라 중풍 병소의 크기, 평소 건강 상태, 나이, 선행 질환의 경중 등에 영향을 받는다.

(19) 중풍이 발생하면 손끝에 피를 내는 것이 응급 조치로 도움이 된다.

중풍으로 쓰러지면 비전문가의 이러한 행위는 모두 자제하고 119를 불러 환자를 응급 시설이 완비된 의료기관의 응급실로 적어도 2시간 안에 옮겨 처치를 받게 해야 한다. 한방 치료냐, 양방 치료냐는 그 이후에 생각할 문제이다. 물론 한·양방 의료기관의 응급실에서 해당 주치의의 판단에 따른 시술은 바람직하다.

(20) 중풍으로 쓰러졌을 때 빨리 우황청심원을 복용시켜야 한다.

우황청심원은 결코 중풍에 만병통치가 아니며 한의학적으로도 중풍의 허증·한증에 쓰는 처방이다. 따라서 뇌경색으로 오는 중풍에는 쓰면 좋지만 고혈압·뇌출혈에 의한 중풍에는 적합하지 못하다. 또한 환자의 의식이 있는 경우에만 복용 가능하다. 중풍으로 쓰러져 의식이 없는데 우황청심원을 억지로 삼키게 하면 오히려 기도가 막혀 질식사할 수 있으므로 특히 주의해야 한다.

(21) 여름철 삼계탕은 누구에게나 이롭다.

원래 삼계탕이 가장 적합한 체질은 몸이 허약하고 찬 소음인 체질이다. 따라서 평소에 열이 많은 사람, 고혈압 환자에게는 맞지 않으며 고단백 음식이므로 만성 신부전 환자, 당뇨병 환자들에게도 적합하지 않다. 사실 삼계탕도 들어가는 닭의 종류, 인삼의 양, 한약재의 종류, 반찬의 종류, 쌀의 종류, 후식으로 먹는 과일의 종류 등을 사상체질별로 달리하여 소음탕, 태음탕, 소양탕, 태양탕의 네 가지로 나누어 자신에게 맞는 탕 종류를 골라서 먹어야 제대로 된 의식동원醫食同源 · 약식동원藥食同源의 의미를 살릴 수 있다.

(22) 모든 변비에 알로에는 특효약이다.

알로에의 한약재명은 노회蘆薈라고 하여 쓴맛이 나며 약성이 차다. 따라서 변비의 여러 가지 형태 중 주로 열성熱性 변비에 효과가 있다. 하지만 장에 찬 기운이 쌓여서 생긴 한성寒性 변비에 알로에를 오랫동안 복용하면 몸을 더욱 차게 만들어 변비가 악화될 수도 있으므로 반드시 한방병원에서 체질 진단을 받은 후 상담하는 것이 바람직하다.

(23) 호박을 먹으면 모든 부종浮腫이 다 낫는다.

부종은 원칙적으로 전문적인 치료를 받는 것이 우선이다. 호박은 출산 직후처럼 기혈의 소모가 많은 상태에서 나타나는 부종에 대해 수분대사를 원활하게 하여 부기를 빼는 효과가 있다. 그러나 호박은 단맛이 있어서 인체 내에 습기를 만들므로 살이 찐 사람에게는 부기를 가라앉히기보다는 오히려 소화장애 등을 일으킬 수 있다.

(24) 건망증이 오래되면 치매가 된다.

치매와 건망증을 구별하는 것은 사실 의료인들도 어렵다. 가장 정확한 방법은 역시 의료기관을 방문하여 정확한 진찰을 받는 것이다. 그러나 일시적인 기억장애인 건망증이 치매로 발전하지는 않는다. 왜냐하면 치매란 대뇌의 기억세포가 파괴되어 생기는 일종의 인격장애이기 때문이다. 건망증은 자신이 체험한 일 중에서 일부분만을 잊어버리지만 치매는 체험한 일 자체를 완전히 잊어버리고 자신이 건망증이 있다는 사실조차도 알지 못한다.

(25) 이명耳鳴은 몸보신을 잘 해야 낫는다.

이명은 전형적인 기능성 장애로서 평소에 기본적인 체력을 강화하여 자율신경의 평형을 잘 이루는 것이 중요하다. 단순히 몸이 허약하여 몸보신만 한다고 낫는 증상은 아니다. 특히 한·양방의 이비인후과적 진찰 및 치료가 모두 필요하다. 원인을 정확히 알고 나면 치료는 그만큼 빨라지기 때문이다.

(1) 수술은 무조건 피해야 한다.

연세가 지긋하신 노인들은 자신이나 가족의 몸에 칼을 대는 것을 상당히 꺼려하는 편이다. 어쩌면 당연한 현상이다. 그러나 눈으로 확인할 수 없는 기능성 장애가 아닌 눈으로 확인할 수 있는 뚜렷한 구조적 이상을 가진, 예를 들면 암과 같은 기질적 장애는 예방이 가장 중요하고 부득이한 경우는 수술로써 떼어 내어 치료하는 방법도 효과적이다. 그 이후에 수술 때문에 약화된 인체의 기능은 한방 치료로 회복 가능하다. 따라서 수술이 능사는 아니지만, 꼭 필요한 경우에는 담당 주치의와 상의하여 수술하는 것이 바람직하다.

(2) CT, MRI는 돈만 많이 들지 불필요한 검사이다.

그렇지 않다. 인체의 구조적, 기질적 장애 등을 정확하게 진단하는 데 CT, MRI는 필수적인 장비이고, 이를 토대로 질병을 치료하게 된다. 따라서 꼭 필요해서 하는 CT, MRI 검사는 비용이 많이 들기는 하지만 더 큰 질병으로의 진행을 막기 위해서라도 해야 한다.

(3) 항생제는 무조건 나쁘다.

항생제가 인체에 안 좋은 영향을 주는 것도 사실이나 그것은 항생제의 어두운 부분만이 부각된 경우이고, 실제로 인류가 세균을 죽이는 데 항생제는 그 어두운 부분을 충분히 상쇄시키고도 남을 만큼의 중요한 역할을 한다. 단, 항생제의 복용은 반드시 의사와 상의하여야 한다.

(4) 양약은 무조건 몸에 나쁘다(양약을 오래 먹으면 간장, 신장, 위장에 나쁘다).

우리 국민들은 한약은 순수 생약이므로 독성이 없으나 양약은 독해서 장기 복용하면 위장을 상하게 만든다는 뿌리 깊은 편견을 가지고 있는 것이 사실이다. 그러나 한의사인 필자의 견해로도 이는 분명히 잘못된 편견이다. 양의사가 권하는 약은 환자의 간장, 신장, 위장 상태 등을 다 고려하여 복용케 하는 것이므로 특별한 주의 사항이 없는 경우 주치의와 상담하여 약을 복용하면 된다.

(5) 감기 치료는 주사를 맞아야 잘 듣는다.

우리나라 환자들은 주사가 병을 빨리 치료해 줄 것이라는 기대감에 감기에도 주사를 놓아 달라고 요구하는 경우가 많다. 감기란 바이러스가 일으키는 것인데 아직까지 바이러스를 죽이는 약은 개발되어 있지 않다. 따라서 감기에는 특효약이 없고, 애초에 치료제 자체가 없는 감기를 주사로 치료하기는 어렵다. 일반적으로 주사제를 사용하는 본래의 목적은 내복약보다 흡수가 빠르고, 내복약이 아직까지 개발되지 못한 경우에 사용하기 위함이다. 따라서 감기 치료를 약 또는 주사에만 의존할 것이 아니라 인체 내의 저항력을 키워서 인체 스스로가 감기 바이러스를 이겨내게 해야 한다.

(6) 허리 디스크는 대부분 수술해야 한다.

그 반대이다. 대부분의 사람들은 허리 디스크가 생기면 무조건 수술해야 한다고 생각하고 있으나 양의사들도 수술은 일부분(15~20%)에 제한되어 있다고 본다. 수술을 해야 할지 말아야 할지를 결정할 때는 세 군데 이상의 병원에 가서 주치의와 상의하는 것이 좋다. 수술 적응증이 아니라면 적절한 재활 치료를 통해 치료할 수 있다는 이야기이다. 그러나 수술을 꼭 해야 하는 상황이라면 주치의와 상의하여 반드시 수술해야 한다.

(7) 자궁근종은 수술해서 제거해야 한다.

자궁근종(물혹)은 여성에게 흔한 질병으로서 수술하여 치료할 수 있으나 수술 여부는 근종이 일정한 크기(보통 6~7cm 이상)만큼 커졌을 때 신중하게 고려한다. 자궁근종은 특별한 문제를 일으키지 않는다면 내버려 두는 것이 원칙이다. 이 물혹이 암으로 변할 가능성은 거의 없으며, 자궁을 절제하게 되면 여성은 우울증 등 정신과적 후유증을 겪을 수도 있기 때문이다. 그렇다고 해도 근종이 더 커지는 것을 방지하기 위해 그대로 방치하기보다는 비수술적 요법을 중요시하는 한방 치료를 고려해 볼 수 있다. 이 또한 해당 의료기관에서 주치의와 상의한 후 결정하는 것이 바람직하다.

(8) 암은 불치의 병이다.

암은 많은 사람의 생명을 앗아 가는 주요 질병이지만 그렇다고 불치의 병은 아니다. 우선 암에 걸리지 않도록 예방 및 건강수칙을 잘 지키고, 조기 발견 · 조기 치료에 정성을 기울이면 대부분의 암은 치료 가능하다.

(9) 지방 흡입술을 하면 살을 아주 많이 뺄 수 있다.

지방 흡입술은 국소적으로 지방이 쌓이는 부위인 배, 허리, 엉덩이, 허벅지, 종아리, 겨드랑이, 목 등에 실시하는 것으로서 살이 찐 온몸 전체를 수술하는 것이 아니다. 그리고 지방 흡입술은 지방세포의 숫자를 줄이는 치료이기 때문에 본인 스스로가 지방세포의 양적 팽창이 일어나지 않도록 식이요법과 운동요법을 병행하면서 노력해야만 수술로 빠진 체중을 계속 유지할 수 있다. 따라서 지방 흡입술로 어느 정도의 살을 뺄 수는 있으나 아주 많이 뺄 수 있는 것은 아니고, 일반적으로 한 번의 수술에 1,500cc 이상을 흡입하지 않는 것이 좋다고 알려져 있다.

(10) 고혈압 약, 당뇨병 약은 평생 복용해야 한다.

보통 양방병원에 가면 고혈압과 당뇨는 평생을 조절해야 하므로 약 또한 평생 복용해야 한다고 말한다. 특히 고혈압은 약을 복용하다가 임의로 중단하면 중풍 등의 발생 위험이 있어서 주의가 필요하다. 그러나 이러한 고혈압과 당뇨도 비교적 초기 단계와 경증인 경우에는 치료제 복용 및 운동, 식사요법 등을 꾸준하게 시행하여 조금씩 용량을 줄여 복용하다가 서서히 끊을 수도 있다. 그러나 반드시 담당 주치의와의 상담을 거치면서 판단해야 한다.

(11) 어지러움은 곧 빈혈이다.

대부분의 사람들은 '어지러움은 곧 빈혈이다.'라는 잘못된 상식을 가지고 있다. 연구에 의하면 어지럼증의 약 5%만이 빈혈이라고 한다. 모병원의 연구 결과에 따르면 어지럼증 때문에 내원한 환자들 중 38% 정도가 뇌경색, 즉 중풍이 진행되고 있었다는 보고가 있었다. 실제로 어지럼증을 빈혈로 인식해 빈혈약만 복용하다가 중풍으로까지 진행되는 경우가 왕왕 있다. 따라서 의심되는 증상이 있으면 본인 스스로의 건강상식으로 판단하지 말고 반드시 의료기관에 가서 해당 주치의와 상담하는 습관이 꼭 필요하다. 우리가 비싼 건강보험료를 내고 의료 혜택을 누리지 못하면 그 돈이 아깝지 않은가?

(12) 직장 건강검진은 형식적이라 믿을 수 없다.

그렇지 않다. 직장 건강검진으로 각종 주요 질환, 즉 고혈압, 당뇨병, 간 질환, 폐결핵, 빈혈 등을 조기 발견할 수 있다. 조기 발견하면 조기 치료가 가능하여 큰 병을 예방할 수 있다는 측면에서 이는 개인적으로나 국가적으로 대단히 중요하다. 다소 의무적인 직장 건강검진이 없다면 사실 요즘처럼 바쁜 일상 속에서 자기 돈을 들여 가며 건강 체크를 받으러 갈 시간적 여유가 있는 사람이 얼마나 될까?

(13) 예방 주사 한 방이면 그 병은 안 걸린다.

그렇지 않다. 예방접종을 받았다고 하더라도 그 병을 100% 예방할 수 있는 것은 아니다. 왜냐하면 1차 실패와 2차 실패가 있을 수 있기 때문이다. 1차 실패란 예방접종을 하였으나 방어물질인 항체가 아예 안 생기는 경우이다. 예를 들어 B형 간염의 경우 이러한 1차 실패 때문에 3차에 걸쳐 접종을 해야 한다. 1차 접종 후에는 30%에서 항체가 생기지만, 2차

접종 후에는 90%, 3차 접종 후에는 95%에서 항체가 생기니 말이다. 2차 실패는 항체가 생겼으나 그 병에 걸리는 경우이다. 2차 실패는 접종하고 난 후 시간이 많이 지나서 항체가 줄어들어 인체의 방어 효과가 떨어졌기 때문이다.

(14) 목이 뻣뻣하면 다 고혈압이다.

목이 뻣뻣한 것은 여러 가지 원인 때문에 발생하며, 고혈압과는 거의 관련이 없다. 왜냐하면 고혈압 환자들의 대부분은 증상이 없기 때문이다. 그래서 고혈압을 '조용한 살인자'라고 부르기도 한다. 뒷목이 뻣뻣하다가 그 증상이 없어졌다고 하여 혈압약 복용을 중단하는 사람들이 간혹 있는데, 이는 중풍과 같은 뇌혈관 질환으로 이어질 수 있으니 위험하다. 증상이 없어졌다고 병이 나았다고 볼 수 없기 때문이다. 뒷목이 뻣뻣한 가장 흔한 이유는 스트레스와 긴장, 과로 등으로 목 근육이 수축되었기 때문이다. 따라서 이런 경우에는 휴식과 안정이 우선이고, 그래도 개선되지 않으면 의료기관에서 정확한 검진을 받는 것이 좋다.

(15) 고혈압보다 저혈압이 훨씬 더 위험하다.

심한 출혈 등에 의해 혈압계로 측정되지 않을 정도로 혈압이 낮은 경우가 있는데, 이런 경우는 정말로 위험한 저혈압 상태이다. 그러나 일반인들이 알고 있는 저혈압은 이런 경우가 아닌 단순히 혈압이 다소 낮은 상태로서, 이런 저혈압은 고혈압처럼 합병증을 일으키지 않으며 수명에도 큰 영향을 미치지는 않는다. 일반인들은 혈압이 낮으면 '손발이 차다', '무기력하다', '어지럽다', '머리가 아프다' 등의 증상이 나타난다고 생각하고 있으나 이 증상들과 저혈압은 관련이 없다고 볼 수 있다.

(16) 속이 쓰릴 때는 우유가 가장 좋다.

약알칼리성인 우유가 위산을 희석 · 중화시키므로 속이 쓰릴 때 우유를 먹으면 일시적으로 좋아진다. 그러나 우유는 곧 다시 위산의 분비를 촉진시키므로 속이 쓰릴 때마다 우유를 마시는 것은 좋지 않다. 특히 소화성 궤양이 있는 사람이 자기 전에 우유를 마시면 밤사이에 위산 분비를 증가시켜 궤양을 악화시키므로 마시지 말아야 한다. 물론 하루 한두 잔 정도의 우유는 괜찮다. 다만 속이 쓰릴 때 치료 목적으로 습관적으로 우유를 마시거나 자기 전에 마시는 것은 좋지 않다는 것이다. 위암 예방을 위해서라도 40세 이상의 성인은 속 쓰림 등의 증상이 1개월 이상 계속되면 우유로 치료하려고 하지 말고 위 내시경 검사 등을 통해 정확한 원인을 찾아 치료해야 한다.

(17) 간염 환자는 잘 먹고 푹 쉬어야 한다.

만성 간염 등의 간염 환자도 무조건 쉬면서 활동을 하지 않게 되면 오히려 체중 증가 등의 부작용이 있을 수 있으므로 절대 안정보다는 과로하지 않는 범위 내에서 적당한 활동과 산책 등 가벼운 운동을 규칙적으로 해 주는 것이 좋다. 자세한 사항들은 물론 담당 주치의와 정기적인 상담을 통해 결정할 일이다.

(18) 가래 속에 피가 섞여 있으면 이것은 폐결핵이다.

이런 식으로 특정 증상과 특정 질병을 등식으로 연결하여 본인 스스로 진단을 내리는 것만큼 위험한 일은 없다. 가래 속에 피가 섞여 나오는 원인 중 가장 많은 부분을 차지하고 있는 것이 기관지염 등의 기관지 질환인데, 폐암 및 심장병에서도 이런 현상이 올 수 있으며, 심한 목감기에서도 올 수 있다. 우리나라에서는 지금도 폐결핵이 많고 폐암도 증가하고 있으므로 가래에 피가 섞여 나올 때는 의료기관을 찾아 정확한 원인부터 찾는 것이 중요하다.

(19) 아기는 무조건 잠을 많이 자는 것이 정상이다.

아기가 잠을 많이 안 자면 부모들은 걱정을 하면서 잠을 재우려고 애를 쓰는 경우가 대부분이다. 아기는 하나의 독립된 개체이기 때문에 잠을 잘 때도 아기들마다 다른 행태를 보이게 마련이다. 즉 어떤 아기는 하루에 7~8시간밖에 자지 않는 반면, 어떤 아기는 하루 종일 잠만 잔다. 어느 한쪽을 일방적으로 옳다거나 그르다고 할 수는 없다는 이야기이다. 아기들의 수면 시간에 대한 정확한 기준이 정해져 있는 것이 아니며 아기들도 개인차가 심하다. 아기의 수면 시간이 걱정된다면 전전긍긍하지 말고 한 번쯤은 의료기관에 가서 해당 주치의와 상의할 필요가 있다.

(20) 당뇨병에 보리밥은 좋고 쌀밥은 무조건 나쁘다.

보리밥과 쌀밥은 칼로리가 같고, 성분도 큰 차이가 나지 않는다. 보리밥은 30%를 보리로 섞었을 때 70g에 100kcal이며, 쌀밥도 100kcal이므로 칼로리가 같다고 알려져 있다. 보리쌀은 100g에 332kcal이고 탄수화물 68.4g, 단백질 10.3g, 지질 1.9g이며, 쌀(밀양 쌀 기준)은 100g에 348kcal이고 탄수화물 77.0g, 단백질 7.5g, 지질 1.1g이므로 성분에서도 큰 차이가 없다고 보고되어 있다. 따라서 당뇨병에 보리밥이 좋고 쌀밥은 무조건 나쁘다는 것은 논리적이지 못하며, 다만 보리밥이든 쌀밥이든 그 양을 적절하게 조절해서 먹는 것이 중요하다. 당뇨병의 식사요법은 시중에 떠도는 소문에 근거하지 말고 체계적이고 근거가 정확한 내용들을 제대로 학습하여 지켜야 한다.

(21) 불임은 모두 여자의 책임이다.

불임의 원인은 남자의 원인과 여자의 원인이 대개 반반이다. 따라서 불임은 모두 여자의 책임이라는 구시대적 발상은 버리고 남편과 아내가 모두 한마음으로 이를 진단하고 치료하는 데 똑같이 노력해야 한다. 불임의 경우 한·양방 의료기관의 진단과 치료가 모두 필요하다. 한방에서는 주로 불임의 기능적인 부분을 다루고, 양방에서는 주로 불임의 기질적인 부분을 다루므로 진단과 치료 시 양쪽의 의견에 모두 귀 기울이고 적합한 방법을 선택해야 한다.

(22) 코피가 날 때에는 고개를 들게 하고 콧잔등을 눌러 준다.

이는 상당히 위험한 방법인데도 대부분의 사람들은 이 방법이 옳다고 믿고 있다. 코피가 날 때 머리를 뒤로 젖히게 되면 코피가 코 뒤로 흘러 숨 쉬는 기도를 막아 위험한 상황이 올 수도 있으며, 콧잔등을 누르면 코

피가 나는 부위인 코의 앞부분을 압박하지 못해 지혈을 할 수 없다. 따라서 코피가 날 때는 고개를 숙이게 하고, 코의 앞부분에 솜을 넣고 몇 분 정도 압박하는 것이 지혈에 도움이 된다.

(23) 자궁을 절제하면 여자 구실을 하지 못한다.

자궁암 등으로 자궁을 들어내는 수술을 받아야 하는 여성은 아예 성관계도 할 수 없는 것 아니냐고 걱정을 하는 경우가 있다. 그러나 자궁은 임신을 위해 필요한 장기이므로 성교 시에 아무런 역할도 하지 않으며, 또한 여성 호르몬을 생산하지도 않는다. 따라서 자궁 절제술 때문에 월경이 없어진다고 해서 여성으로서의 역할이 끝나는 것이 아님을 정확하게 알아 두자.

(24) 얼굴 마비가 오면 중풍이다.

우리가 확실히 알아 두어야 하는 것은 구안와사라고 불리는, 얼굴과 입이 어느 한 방향으로 돌아가는 증상은 말초성 안면신경마비로서 중추신경의 손상으로 생기는 중풍과는 다르다는 것이다. 얼굴 마비가 왔다고 해서 이것이 곧 중풍인 것은 아니며, 또한 중풍의 시초라고도 볼 수 없다.

(25) 젊은이의 혈액을 수혈하면 젊어질 수 있다.

이것 역시 인체를 너무 단순하게 보기 때문에 생기는 생각이다. 수혈된 혈액은 그 수명이 다하면 그 기능도 다하게 되므로 영구적인 것이 아니라 일시적일 뿐이다. 혈구 성분 중에 수명이 가장 긴 적혈구의 수명도 고작 120일 정도이므로 수혈된 적혈구 중에는 벌써 수명이 다 된 적혈구도 많다고 볼 수 있다. 또한 과거에는 전혈全血을 수혈했으나 최근에는 꼭 필요한 성분만 수혈한다. 또한 이제까지 오랫동안 혈액 연구가 이루어져 왔으나 젊은 사람의 혈액이 젊음을 가져다준다는 보고는 없었다.

2

삶의 질을 높여 주는 한방 약차 20

현대를 살아가는 우리에게 진정으로 필요한 것은 단순한 평균수명의 연장이 아니라 삶의 질이 보장되는 건강수명의 연장이라고 할 것이다. 이런 건강수명을 늘리려면 '암, 중풍, 심장병, 당뇨'와 같은 4대 성인병을 예방하는 것은 물론, 이러한 4대 성인병의 발생률을 높이는 '비만'을 예방해야 한다. 이런 질병에 대한 예방법의 차원에서 한방에서 실시할 수 있는 실용적인 약차藥茶요법을 소개하고자 한다.

〈약차 복용 시 숙지해야 할 내용〉

① 무엇보다 약차의 재료가 중요한데 검증되지 않은 약초를 본인이 채취하거나 시중 한약 건재상에서 구입하는 방법보다는 한방 의료기관에서 자문을 구한 후 제대로 된 의약품의 조건(안전성, 유효성, 안정성 등)을 갖추고 식품의약품안전청(KFDA)의 엄격한 품질

관리를 받은 안전한 '규격 한약재'를 사용하는 것이 원칙이다.

② 약차를 선택하고 복용하는 것은 질병을 예방하고자 하는 것이 목적이다. 따라서 재료의 선택, 복용법, 끓이는 법 등의 모든 절차가 제대로 이루어져야만 그 효과를 볼 수 있다. 특히 본인의 체질에 맞지 않는 약차를 장복하는 것은 오히려 건강에 해가 될 수 있으므로 반드시 한방 의료기관에서 자문을 받아 보고 자세한 방법을 숙지한 후 실행하는 것이 원칙이다.

③ 약차를 끓일 때에는 약초의 종류나 개인의 체질에 따라 용량이 다르긴 하지만, 보통 물 1ℓ에 약초 20g 정도를 기준으로 삼는다. 또한 약차를 끓이는 용기는 쇠로 된 것보다는 도자기나 유리로 된 그릇이 바람직하다.

④ 약차는 매일 아침저녁 각각 1회씩 6개월 정도 고정적으로 복용한 후 3개월 정도 휴식하는 것을 반복한다. 복용 시 1회 용량은 80㎖ 정도가 적당하다.

⑤ 약차를 끓이기 전에 재료가 되는 약초는 물로 한 번 정도 간단히 씻는 것이 좋다.

⑥ 약차를 끓일 때는 약한 불(한방에서는 이를 문화文火라고 함)로 1시간 정도 끓인다.

⑦ 약차를 끓일 때나 마실 때 흑설탕을 적절하게 넣어도 무방하다 (단, 당뇨병은 제외).

⑧ 약차를 마실 때는 계절에 따라 따뜻하게 또는 차게 마신다.

1) 암 예방을 목적으로 하는 차

암은 우리나라 사망 원인의 1위를 차지할 만큼 누구에게나 찾아올 수 있는 위험한 병이다. 일반적으로 한방에서 암 예방에 효과가 있다고 알려진 약차는 다음과 같은데, 이것에만 의존한다고 하여 모든 암이 다 예방되는 것은 아니므로 약차요법과 함께 암 예방 생활수칙을 잘 지키는 것이 중요하다.

• 영지차

영지는 영지버섯을 말하는데 양심안신養心安神(심장을 튼튼하게 하고 정신을 안정시킴), 보기익혈補氣益血(인체 내의 기혈을 도와줌), 지해평천止咳平喘(기침을 멎게 하고 천식을 가라앉힘)의 효능을 가지고 있으며 각종 암을 예방하고 억제하는 효능이 있다고 알려져 있다. 그러나 반드시 한방 의료기관에서 자문을 받아 적합한 경우에만 약차로 복용함이 바람직하다.

깨끗한 물 1ℓ에 영지 20g, 감초 4g, 대추 10개 정도를 넣고 약한 불로 2~3시간 정도 끓여서 아침저녁으로 80㎖씩 복용한다.

• 운지차

일반적으로 운지는 구름버섯이라고 하는 것으로서 각종 암을 억제하고 예방하는 효능이 있다고 알려져 있으나, 운지차는 한방 의료기관에 가서 정확한 상담을 한 후 복용하는 것이 바람직하다.

깨끗한 물 1ℓ에 운지 20g, 감초 4g, 대추 10개 정도를 넣고 약한 불로 2~3시간 정도 끓여서 아침저녁으로 80㎖씩 복용한다.

• 비파엽차

일반적으로 비파나무 잎을 말하는데 화담지해化痰止咳(가래를 삭히고 기침을 멎게 함), 화위강역和胃降逆(위장을 편하게 하고 구역질을 내림)하는 효능을 가지고 있고 위암 등 각종 암을 예방하는 효과가 있다고 알려져 있다.

보통 깨끗한 물 1ℓ에 비파엽 20g, 감초 4g, 대추 10개 정도를 넣고 약한 불로 1시간 정도 끓여서 아침저녁으로 80㎖씩 복용하는 것을 기준으로 한다. 이때 주의할 점은 비파나무 잎 표면의 털은 구강점막을 자극시켜 심한 기침 또는 구토를 유발할 수 있으므로, 끓인 후 고운 천 등으로 반드시 걸러서 털을 제거한 다음에 복용해야 한다.

• 녹차

매일 7잔 이상 마시면 암을 예방할 수 있다고 알려져 있으며, 나쁜 콜레스테롤을 감소시킨다. 혈압을 떨어뜨리고 노화 방지에 좋으며 당뇨병, 감기 예방 및 술과 담배 해독에도 효과가 있다고 알려져 있다. 그러나 녹차는 성질이 차므로 평소에 몸이 차고 수족 냉증, 하복부 냉증 등이 있는 소음인 체질은 너무 과다하게 복용하지 말아야 한다.

2) 중풍 예방을 목적으로 하는 차

중풍과 심장병은 짧은 시간에 생명을 앗아 가는 대표적인 질환이다. 따라서 두 질환은 무엇보다 예방이 가장 중요하다. 한방에서는 중풍 전조증을 미리 찾아내어 조기 치료에 중점을 두면서 다양한 예방법을 개발해 왔다. 한방 의료기관에 자문을 구하여 다음의 차 중 하나를 선택하여

매일 아침저녁 1회씩 6개월 정도 복용한 후 3개월 정도 휴식하는 것을
반복한다. 6개월 복용 후 3개월을 쉬는 것은 6개월 동안 복용한 약차의
효력이 향후 3개월에도 유지되기 때문이며, 약차이므로 복용과 휴식을
반복하는 것이 간의 대사 기능의 부담을 줄여 주기 때문이다.

• 감국차

감국은 열熱과 풍風을 제거하여 중풍을 예방하며, 눈이 피로할 때 또는
고혈압 등 심장 질환 예방에도 효과가 있다.

깨끗한 물 1ℓ에 감국(말린 국화꽃) 10g, 대추 10개 정도를 넣고 약한 불
로 1시간 정도 끓여서 아침저녁으로 80㎖씩 복용한다.

• 천마차

천마는 경련을 풀어 주고, 중풍을 예방하고 치료하는 효능을 가지고 있다.

깨끗한 물 1ℓ에 천마 12g, 대추 10개 정도를 넣고 약한 불로 1시간
정도 끓여서 아침저녁으로 80㎖씩 복용한다.

3) 심장병 예방을 목적으로 하는 차

심장병은 돌연사를 일으키는 주범이며, 이런 경우 불과 몇 분 안에 생
사가 판가름 날 정도로 위험한 질병이다. 따라서 평소의 위험 인자를 제
거하는 예방이 특히 중요하다. 또한 차를 마시는 것만큼 중요한 것이 다
양한 감정의 조절이라고 할 것이다.

• 맥문동차

맥문동은 청심제번淸心除煩(심장의 열을 없애고 가슴이 답답함을 없앰)하여 심장병을 예방하며, 아울러 호흡기 질병(기침, 천식) 예방과 해열에 효과가 있다. 더위 먹었을 때 갈증을 없애 주며, 산모의 모유가 잘 나오지 않을 때에도 도움이 된다.

일반적으로 깨끗한 물 1ℓ에 맥문동 20g, 인삼 10g, 대추 10개 정도를 넣고 약한 불로 1시간 정도 끓여서 아침저녁으로 80㎖씩 복용한다. 여름엔 차게, 겨울엔 따뜻하게 복용한다.

• 원지차

원지는 영심안신寧心安神(심장을 편안하게 하고 정신을 안정시킴)시키는 효능이 있어서 심신불안心身不安 등에 사용하며, 심장병을 예방하는 효과가 있다. 건망증과 불면증 치료에 도움이 되고, 오래 복용하면 눈과 귀가 밝아진다고 알려져 있다.

깨끗한 물 1ℓ에 원지 20g, 감초 4g, 대추 10개 정도를 넣고 약한 불로 1시간 정도 끓여서 아침저녁으로 80㎖씩 복용한다.

4) 당뇨병 예방을 목적으로 하는 차

당뇨병은 일단 발병하면 완치하기 어렵고 또 평생을 조절해야 하므로 예방이 최선의 치료법이다. 한방에서는 다행히 당뇨병을 예방할 수 있는 약차요법과 체질별 식이요법, 체질별 운동요법 등이 연구되어 있으므로 이 방법들을 한방 의료기관에 문의하여 자신에게 맞는 '맞춤형 당뇨 예방수칙'을 자문 받아 꾸준하게 실천하면 당뇨병을 예방할 수 있다. 당뇨병 예방에 도움이 되는 한방 약차로는 다음과 같은 것들이 있다.

• 황기차

한방에서 황기는 대표적인 보기補氣제인데 당뇨병에 효과가 좋으며, 식은땀을 멈추게 한다.

깨끗한 물 1ℓ에 황기 30g, 오미자 10g, 육계(계피) 5g 정도를 넣고 약한 불로 1시간 정도 끓여서 아침저녁으로 80㎖씩 복용한다.

• 상엽차

뽕잎차를 말하는데 소산풍열疏散風熱(풍과 열을 헤쳐서 발산시킴), 청폐윤조淸肺潤燥(폐 기능계를 맑게 하고 건조함을 윤택하게 함) 등의 효능을 가지고 있으며, 혈당을 떨어뜨리는 작용을 한다. 그러나 신체가 너무 허약한 사람은 복용을 삼가야 하며, 한방 의료기관의 자문을 구한 뒤 복용한다.

깨끗한 물 1ℓ에 상엽 15g 정도를 넣고 약한 불로 1시간 정도 끓여서 아침저녁으로 80㎖씩 복용한다.

• 산조인차

산조인은 멧대추나무의 씨를 말하는데 혈당 강하 및 혈압 강하 작용이 있어 불면증(볶아서 씀), 신경쇠약, 갱년기 증후군 등에 효과가 있다.

깨끗한 물 1ℓ에 산조인 30g 정도를 넣고 약한 불로 1시간 정도 끓여서 아침저녁으로 80㎖씩 복용한다.

5) 비만 예방을 목적으로 하는 차

임상에서 환자를 접하다 보면 다이어트에 도움이 되는 한방 차에 대한 질문을 많이 받는다. 현재 다이어트에 효력이 있다고 밝혀진 한방 차로는 구기자차, 오미자차, 칡차, 인삼차, 생강차, 둥굴레차, 진피차, 녹차 등이 있다. 또한 산후 비만에 좋은 한방 차로는 당귀차, 도인홍화차, 목통차, 산사계피차, 삼백초차 등이 있다.

• 구기자차

구기자는 신腎(비뇨기) 기능과 폐肺(호흡기) 기능을 고루 원활하게 한다. 또한 시력을 좋게 하며 갈증이 자주 나는 데도 도움이 된다. 공복 시에 구기자차를 마시면 공복감을 없앨 수 있다. 구기자를 감초와 함께 약한 불에서 오래도록 달이는 것이 좋다. 검붉은 물이 우러나오면 고운체로 걸러 병에 담아 두었다가 수시로 마시면 된다.

깨끗한 물 1ℓ에 구기자 20g, 감초 10g 정도를 넣고 약한 불로 1시간 정도 끓여서 아침저녁으로 80㎖씩 복용한다.

• 오미자차

오미자는 열매의 일종인데 다섯 가지의 맛이 난다고 하여 붙여진 이름이다. 오미자는 폐 기능을 보강하여 만성 기관지염, 기침, 가래, 인후염, 편도선염에 좋고 입이 마르거나 갈증이 심한 것을 다스린다. 폐 기능을 강화하여 기의 소모 기능을 키워 주므로 다이어트에 도움이 된다. 오미자는 인삼 또는 대추를 같이 넣고 달여도 좋으며 하루 1~2잔 정도 마시면 된다.

깨끗한 물 1ℓ에 오미자 20g, 인삼 10g, 대추 10개 정도를 넣고 약한 불로 1시간 정도 끓여서 아침저녁으로 80㎖씩 복용한다.

• 칡차

칡은 몸에 뭉친 열을 풀어 주기 때문에 스트레스를 받으면 폭식하는 사람과 얼굴이 쉽게 달아오르면서 비만인 사람에게 좋다. 칡차는 달여서 차로 마셔도 되고 생즙을 내서 먹어도 된다.

깨끗한 물 1ℓ에 칡 20g, 대추 10개 정도를 넣고 약한 불로 1시간 정도 끓여서 아침저녁으로 80㎖씩 복용한다.

• 인삼차

인삼은 기운을 북돋우는 효능이 있으므로 너무 굶거나 단식으로 기운이 없는 사람, 운동 후 많이 지치는 사람에게 좋다.

깨끗한 물 1ℓ에 인삼 20g, 대추 10개 정도를 넣고 약한 불로 1시간 정도 끓여서 아침저녁으로 80㎖씩 복용한다.

• 생강차

생강은 몸을 따뜻하게 덥혀 주는 효능을 가지고 있어 혈액순환과 소화 기능 개선에 좋다.

깨끗한 물 1ℓ에 생강 20g, 감초 10g, 대추 10개 정도를 넣고 약한 불로 1시간 정도 끓여서 아침저녁으로 80㎖씩 복용한다.

• 둥굴레차

둥굴레는 노화를 억제하고 기운을 북돋워 주어 다이어트 후 기운이 약해진 사람, 많이 먹어도 항상 허기를 느끼는 사람에게 좋다. 둥굴레차는 8g 정도를 달여 하루 2~3번 나누어 마시거나, 삶아서 죽으로 먹거나, 가루로 만들어 미숫가루처럼 먹을 수도 있다.

차로 복용하는 경우 깨끗한 물 1ℓ에 둥굴레 20g, 대추 10개 정도를 넣고 약한 불로 1시간 정도 끓여서 아침저녁으로 80㎖씩 복용한다.

• 진피차

진피는 굴 껍질 말린 것을 말하는데 스트레스 때문에 기가 잘 뭉치는 기체氣滯형 비만에 효과적이다. 음식을 먹으면 잘 체하고 신경 쓰면 잘 지치면서 비만인 사람에게 좋다. 진피 4~12g을 차로 달여 먹으면 좋다.

깨끗한 물 1ℓ에 진피 20g, 대추 10개 정도를 넣고 약한 불로 1시간 정도 끓여서 아침저녁으로 80㎖씩 복용한다.

• 녹차

녹차는 지방의 분해 효과가 아주 뛰어난데 녹차 속의 카테킨 성분이 혈관에 축적되어 있는 지방을 녹여 준다. 따라서 동맥경화를 예방하고 신진대사를 원활하게 하며 피로를 회복시킨다. 또한 녹차의 카페인 성분은 지구력과 기억력을 증진시켜 수험생에게도 좋다.

6) 고혈압 예방을 목적으로 하는 차

고혈압은 한번 발병하면 평생을 걸쳐 약을 복용하고 조절해야 하는 무서운 병이다. 결국 예방하는 것이 최선의 방법이다. 약차요법 외에도 꾸준히 운동을 하여 정상 체중을 유지하고, 음식을 짜게 먹어서는 안 되며, 스트레스를 적절히 해소해야 예방이 가능하다. 한방에서는 고혈압을 간양상항肝陽上亢(간의 양의 기운이 위로 치솟아 오름)으로 보아 간열肝熱이 생기지 않게 하는 데 중점을 두어 예방과 치료법을 강구한다.

• 하고초차

하고초는 청간산결淸肝散結(간의 열을 내리고 기혈이 막혀 맺힌 것을 풀어 줌)의 효능을 가지고 있으며 혈당 강하 및 혈압 강하 작용을 하므로 당뇨병과 고혈압을 함께 가지고 있는 환자와 당뇨병 및 고혈압 예방에 모두에 유익하다.

깨끗한 물 1ℓ에 하고초 20g, 대추 10개 정도를 넣고 약한 불로 1시간 정도 끓여서 아침저녁으로 80㎖씩 복용한다.

고혈압 예방 또는 고혈압만 있는 경우에는 다음의 방법으로 복용한다.

깨끗한 물 1ℓ에 황금 4g, 황련 4g, 황백 4g, 치자 4g, 대추 10개 정도를 넣고 약한 불로 1시간 정도 끓여서 아침저녁으로 80㎖씩 복용한다.

7) 동맥경화 예방을 목적으로 하는 차

한방에서는 동맥경화의 원인을 현대 의학의 콜레스테롤에 해당되는 담음痰飮이라고 본다. 따라서 평소에 담음이 생기기 않도록 유의하면 동맥경화가 예방된다고 본다.

깨끗한 물 1ℓ에 반하 20g, 진피 10g, 적복령 10g, 감초 5g, 생강 5g 정도를 넣고 약한 불로 1시간 정도 끓여서 아침저녁으로 80㎖씩 복용한다.

8) 위장병 예방을 목적으로 하는 차

위장병은 평소의 식습관 및 스트레스의 관리와 밀접한 연관이 있다고 볼 수 있다. 특히 위장에 탈이 잘 나는 소음인 체질은 평소에 위장병이 오지 않도록 예방을 해야 위염, 위궤양, 위암 등을 미리 막을 수 있다.

• 백출차

백출은 보비익위補脾益胃(비장 기능을 도와주고 위장 기능을 강화함), 조습화중燥濕和中(인체 내의 습기를 말려 주고 비장과 위장의 소화기를 건강하게 함)하여 한방에서 위장 기능을 강화하고 위장병을 예방하는 중요한 약물이다.

깨끗한 물 1ℓ에 백출 20g, 감초 5g, 생강 5g 정도를 넣고 약한 불로 1시간 정도 끓여서 아침저녁으로 80㎖씩 복용한다.

9) 간장병 예방을 목적으로 하는 차

간장병에는 크게 간염, 지방간, 간경변, 간암 등이 있으나 그 출발은 과로, 음주 등에 의한 간 기능 저하이므로 평소에 스트레스 관리 및 음주 습관을 교정하고 적절한 유산소운동을 하는 것이 중요하다. 그러나 평소에 간 기능 저하가 있어 예방이 필요한 경우에는 반드시 한방 의료기관에서 자문을 받아 다음의 약차요법을 실시한다. 간 기능 저하일 경우 본인의 판단에 따라 약차요법을 실행하는 것은 바람직하지 않다.

• 인진호차

인진호는 '사철쑥'을 가리키는데 인진호에 들어 있는 정유 성분이 간의 해독능력을 증강시켜 간 기능의 개선 효과가 있다. 또한 이담利膽 작용의 유효 성분인 스코패론(scoparone[6, 7-dimethoxy coumarin])을 함유하고 있다. 여성의 경우는 수족 냉증, 생리 불순에도 좋은 효과가 있다고 알려져 있다.

깨끗한 물 1ℓ에 사철쑥 말린 것 20g, 감초 5g, 생강 5g 정도를 넣고 약한 불로 1시간 정도 끓여서 아침저녁으로 80㎖씩 복용한다.

• 구기자차

구기자는 지방간의 예방과 치료에 도움이 된다. 구기자의 주성분은 디오스게닌으로 간 기능 보호 작용 및 지방간을 예방하는 효과가 있다.

깨끗한 물 1ℓ에 구기자 10g, 백복령 5g, 감초 5g, 생강 5g 정도를 넣고 약한 불로 1시간 정도 끓여서 아침저녁으로 80㎖씩 복용한다.

10) 견비통 예방을 목적으로 하는 차

예전에는 '오십견' 이라 하여 견비통은 주로 50대 초반에 많이 나타난다고 알려져 있으나, 근래에는 연령에 관계없이 어깨 통증을 호소하며 내원하는 환자들이 많다. 만성 피로와 함께 경직된 생활 습관에 의한 근육의 유연성 부족인 경우가 많다. 평소에 경직된 근육을 풀어 주는 운동을 하면 좋고, 또한 다음의 약차요법도 도움이 된다.

• 강황차

한방에서 강황은 파혈행기破血行氣(어혈을 풀어 주고 기의 흐름을 좋게 함),

통경지통通經止痛(경락의 흐름을 통하게 하고 통증을 가라앉힘)의 효능을 가지고 있어 견비통의 예방 및 치료에 자주 쓰이는 약물이다.

깨끗한 물 1ℓ에 강황 20g, 감초 5g, 생강 5g 정도를 넣고 약한 불로 1시간 정도 끓여서 아침저녁으로 80㎖씩 복용한다.

11) 요통 예방을 목적으로 하는 차

요통은 한방 의료기관을 방문하는 환자들의 매우 흔한 질병 중 하나이다. 요통은 대부분 잘못된 자세와 습관, 과로 등으로 발생하므로 평소에 잘 관리하면 허리 디스크 등의 큰 병을 예방할 수 있다.

• 두충차

깨끗한 물 1ℓ에 두충 10g, 파극 10g, 생강 5g, 감초 5g 정도를 넣고 약한 불로 1시간 정도 끓여서 아침저녁으로 80㎖씩 복용한다.

12) 뇌신경 노화(치매) 예방을 목적으로 하는 차

뇌신경 노화는 건망증, 심하게는 치매 등을 일으키므로 반드시 예방해야 하고, 뒤에서 설명될 '뇌신경 노화의 예방수칙'(p.271)과 함께 평소에 약차요법으로 미리 관리해 나가면 도움이 된다.

• 목향차

깨끗한 물 1ℓ에 목향 10g, 오약 10g, 생강 5g, 대추 10개 정도를 넣고 약한 불로 1시간 정도 끓여서 아침저녁으로 80㎖씩 복용한다.

13) 관절염 예방을 목적으로 하는 차

관절염은 대부분의 노인들이 다 갖고 있을 정도로 흔한 병이고 고질병이며 치료에도 상당한 시간이 걸린다. 따라서 예방이 가장 중요하며, 관절의 소중함을 알고 관절에 무리가 되는 습관은 피해야 한다.

• 강활차

강활은 한방에서 거풍습祛風濕, 이관절利關節하는 효능을 가지고 있으며, 관절염과 신경통의 예방 및 치료에 효과가 있다. 또한 감기·몸살, 중풍, 고혈압 및 두통에도 좋은 효과가 있다.

깨끗한 물 1ℓ에 강활 20g, 방풍 10g, 생강 5g, 대추 10개 정도를 넣고 약한 불로 1시간 정도 끓여서 아침저녁으로 80㎖씩 복용한다.

14) 신경통 예방을 목적으로 하는 차

신경통 역시 대부분의 노인들을 괴롭히는 주요 질병 가운데 하나이고, 한방 의료기관을 자주 방문하게 만드는 대표적 질환 중 하나이지만, 예방수칙을 잘 지키고 약차요법 등으로 꾸준하게 관리하면 예방 가능하다.

• 독활차

독활은 거풍제습祛風除濕(관절 등을 뻣뻣하게 만드는 풍을 없애고 습기를 제거함)하는 효능을 가지고 있어서 특히 신경통, 류머티즘성 관절염, 중풍의 예방 및 치료에 효과가 좋다.

깨끗한 물 1ℓ에 독활 20g, 생강 5g, 대추 10개 정도를 넣고 약한 불로 1시간 정도 끓여서 아침저녁으로 80㎖씩 복용한다.

15) 탈모 예방을 목적으로 하는 차

탈모의 원인은 여러 가지인데 그중에서 호르몬의 문제, 스트레스 등이 주요 원인이다. 그러나 꾸준하게 약차요법으로 관리하고 스트레스 등을 적절하게 해소하면 어느 정도까지는 예방할 수 있다.

깨끗한 물 1ℓ에 상엽 20g, 생강 5g, 대추 10개 정도를 넣고 약한 불로 1시간 정도 끓여서 아침저녁으로 80㎖씩 복용한다.

녹차도 탈모의 예방에 도움이 된다고 알려져 있는데 녹차의 잎에 존재하는 카테킨 성분이 탈모의 원인이 되는 남성 호르몬인 DHT(dihydro-testosterone)의 작용을 억제하여 탈모를 예방한다.

Tip 탈모 예방에 좋은 음식

『동의보감』에는 우리의 오장육부 중 머리카락을 관장하는 장부를 신장이라고 설명하고 있다. 따라서 신장의 기능이 튼튼해야 탈모도 예방할 수 있는데 한방에서 신장은 곡식의 씨앗, 그리고 검은 색깔의 음식과 연관이 있다. 따라서 씨앗 종류의 음식과 검은 색깔의 음식이 탈모 예방에 좋다고 볼 수 있다. 곡식이 검은 색깔을 띠는 것은 '안토시아닌'이라는 색소 때문인데, 이는 활성산소를 중화시켜 노화를 방지한다. 탈모도 머리카락의 노화이므로 '안토시아닌'이 풍부한 검은 곡식이 탈모 예방에 유익한 것이다. 따라서 검은콩 중에 '쥐눈이콩(약콩)'이라고 부르는 것을 밥에 넣어 먹는 것이 탈모 예방에 좋다. 또한 『동의보감』에는 '검은깨'가 탈모 예방에 좋은 음식으로 소개되고 있는데, 노화를 방지하는 이것에는 각종 미네랄과 비타민이 풍부하기 때문이다. 검은깨를 볶아서 곱게 갈아 끓는 물에 타서 차로 마셔도 좋으며, 쌀과 함께 죽으로 쑤어 먹어도 좋은 효과를 볼 수 있다.

16) 감기 예방, 기관지염 · 천식 예방을 목적으로 하는 차

감기는 바이러스성 질환이므로 평소에 예방하는 것이 가장 중요하고, 아울러 기관지의 저항력을 길러 기관지염과 천식이 발생하지 않게 해야 한다.

• 길경차

도라지 뿌리는 길경이라 하여 한방에서 기관지염 등 기관지 계통에 쓰는 약재이다. 도라지의 뿌리 껍질에 많이 들어 있는 사포닌은 거담, 항염증, 항알레르기 작용을 한다. 따라서 길경차는 가래를 삭히고 심한 기침 등을 멎게 하여 기관지염을 예방할 수 있다. 도라지를 씻을 때는 뿌리 껍질의 사포닌을 보호해야 하므로 껍질이 벗겨질 정도로 세게 씻지 말고 흙만 가볍게 씻어 제거해야 한다.

깨끗한 물 1ℓ에 도라지 뿌리 말린 것 20g, 감초 5g, 생강 5g 정도를 넣고 약한 불로 1시간 정도 끓여서 아침저녁으로 80㎖ 정도 복용한다.

• 행인차

행인은 '살구 씨'를 말하는데 살구 씨 안의 '아미그달린(amygdalin)'이라는 성분이 면역력을 강화시켜 감기와 기관지염, 기침, 폐결핵, 기관지 확장증 등의 예방 및 치료에 도움이 된다.

깨끗한 물 1ℓ에 살구 씨 말린 것 15g, 감초 5g, 생강 5g 정도를 넣고 약한 불로 1시간 정도 끓여서 아침저녁으로 80㎖ 정도 복용한다.

17) 불면증 예방을 목적으로 하는 차

현대인들에게 불면증은 상당히 스트레스를 불러일으키는, 고치기 힘든 증상 중의 하나이다. 불면증은 자율신경의 평형을 이루도록 마음의 조절을 잘 해야 낫는 병이다. 즉, 마음의 중용을 되찾는 것이 급선무이다. 또 잠이 오지 않는다고 억지로 자려고 하지 말고 적절한 운동과 다음의 약차를 6개월 정도 꾸준히 복용하면 좋아질 수 있다.

• 산조인차

산조인 30g을 타지 않게 잘 볶은 뒤 깨끗한 물 1ℓ에 넣고 약한 불로 1시간 정도 끓여서 아침저녁으로 80㎖씩 복용한다.

18) 아토피성 피부염 예방을 목적으로 하는 차

아토피로 한방 의료기관을 찾는 사람들이 많은데, 아마도 체질 개선을 위해서인 듯하다. 아토피는 전문적인 치료 외에도 체질을 개선해야 낫는 질병이므로 치료 이외에 약차요법도 도움이 된다. 소아들은 어른의 절반인 40㎖ 정도를 복용한다. 약차 달인 물을 아토피가 있는 부분에 수시로 조금씩 발라 주어도 좋다.

• 금은화차

깨끗한 물 1ℓ에 금은화 8g, 연교 8g, 감초 4g을 넣고 1시간 정도 끓여서 아침저녁으로 80㎖씩 6개월 정도 복용한다.

(19) 수험생의 집중력 강화를 목적으로 하는 차

수험생들은 오랜 시간 집중력을 유지하며 공부해야 한다. 이럴 때 총명탕을 지으러 오는 부모들이 많은데, 한방 의료기관에서 전문적인 진찰과 치료를 받기 어려운 경우에는 차선책으로 다음과 같은 총명차를 복용하는 것이 어느 정도 도움이 된다.

• 총명차

깨끗한 물 1ℓ에 용안육 4g, 백복신 4g, 원지 4g, 석창포 4g, 대추 10개를 넣고 1시간 정도 끓여서 병에 넣어 가지고 다니며 지칠 때마다 수시로 복용하면 집중력 향상에 많은 도움이 된다. 여름에는 얼음을 함께 넣어서 시원하게 복용하고, 겨울에는 보온병에 넣고 수시로 복용한다.

20) 만성 피로 예방을 목적으로 하는 차

현대인을 괴롭히는 대표적인 것이 만성 피로일 것이다. 잠을 자고 나도 피곤하고 항상 몸이 가뿐하지 못한 만성 피로를 방치하면 자칫 큰 병을 키울 수 있다. 적절한 운동, 식사요법과 더불어 스트레스를 해소할 수 있는 마인드 컨트롤 등이 중요하다.

• 쌍화차

쌍화차란 몸 안의 음기와 양기를 모두 조화롭게 유지되게 하여 건강을 증진시키는 약차를 일컫는다.

깨끗한 물 1ℓ에 백작약 15g, 숙지황 · 황기 · 당귀 · 천궁 각각 8g, 계피 · 감초 각각 4g을 넣고 1시간 정도 끓여서 아침저녁으로 80㎖씩 6개월 정도 꾸준히 복용한다.

3

건강수명을 따라잡는 양방 예방수칙 20

1) 암의 예방수칙

암은 원인이 현재까지도 명확하지 않으므로 완전한 예방이란 어려우나, 지금까지 알려진 위험 요인들을 피하고 잘못된 생활 습관을 교정하면 대부분의 암을 예방하는 데 큰 도움이 된다. 암 예방은 크게 1차적 예방과 2차적 예방으로 나눌 수 있다.

(1) 1차적 예방

암의 발생은 평소의 생활양식과 생활 환경과 관련이 있으므로 평소에 발암물질 또는 위험의 노출 등을 피하면 암 발생의 40~50%를 예방할 수 있다고 한다. 즉, 전리방사선의 폭로를 피하면 백혈병, 피부암, 골육종, 폐암, 갑상선암 등을 예방할 수 있으며 흡연, 음주, 잘못된 식생활, 잘못된 성생활, 일광 노출 등을 피하면 또한 여러 종류의 암을 예방할 수 있다.

(2) 2차적 예방

암의 증상이 나타나기 이전 또는 증상이 나타난 후에 조기 발견하여 신속한 치료를 통해 피해를 최소로 줄이는 것으로, 정기적인 신체 검진 등이 이에 해당한다.

(3) 10대 국민 암 예방수칙(보건복지부 발표, 2006. 10. 3.)

암 발생 원인의 80%는 개인의 생활 습관에서 기인하는 것으로 분석된다. 흡연과 식이가 각각 30%씩을 차지하고, 만성 감염(18%)과 직업(5%), 생식 요인 및 호르몬(5%), 유전(4%) 등도 주요 원인으로 보고 있으며, 다음 사항에 주의해야 한다.

- 담배를 피지 말고 남이 피는 담배 연기도 피한다.
- 채소와 과일을 충분히 먹고, 다채로운 식단으로 균형 잡힌 식사를 한다.
- 음식을 짜지 않게 먹고 탄 음식은 먹지 않는다.
- 술은 하루 두 잔 이내로만 마신다.
- 주 5회 이상, 하루 30분 이상 땀이 날 정도로 걷거나 운동을 한다.
- 자신의 체격에 맞는 건강 체중을 유지한다.
- 예방접종 지침에 따라 B형 간염 예방접종을 받는다.
- 성 매개 감염병에 걸리지 않도록 안전한 성생활을 한다.
- 발암성 물질에 노출되지 않도록 작업장에서 안전보건수칙을 지킨다.
- 암 조기 검진 지침에 따라 검진을 빠짐없이 받는다.

(4) 암 예방을 위한 식사관리법

최근 미국 보스턴의 New Life Health Center 주최로 개최된 '생활 습관의 교정에 의한 암 예방(Cancer Prevention by Control of Lifestyle)' 이란 주제의 국제학술회의 발표 내용을 요약하면 다음과 같다. 실제로 암 발생 원인의 1/3 이상이 식생활 습관과 관련되어 있다.

- 비만하지 않도록 과식하지 않는다.
- 지방질과 콜레스테롤 섭취를 줄인다.
- 염장(소금에 절인)식품, 훈제식품을 많이 먹지 않는다.
- 식품첨가물 또는 인공 감미료는 가급적 피한다.
- 고기나 생선을 태워 먹지 않는다.
- 곰팡이 핀 음식을 피한다.
- 정제하지 않은 곡식, 해조류, 채소 등 많은 섬유질을 섭취한다.
- 비타민 A, C, E가 많이 함유된 과일과 녹황색 야채를 많이 섭취한다.
- 음주는 적당히 한다.
- 너무 뜨거운 음식은 삼가고, 편식을 하지 않는다.

(5) 대한암학회의 암 예방 7대 생활수칙
- 담배를 피지 않는다.
- 지방과 칼로리를 제한한다.
- 과도한 양의 알코올 섭취를 제한한다.
- 너무 짜고 매운 음식 또는 불에 직접 태운 음식을 삼간다.

- 과일, 채소 및 곡물류를 충분히 섭취한다.
- 적당한 운동을 하되 무리하지 않는다.
- 스트레스를 피하고 기쁜 마음으로 생활한다.

2) 중풍의 예방수칙

중풍(뇌졸중)은 일반적으로 매우 위험하고 또한 예고 없이 발생하므로 대처하기가 힘들다고 알려져 있으나, 실제로는 원인이 분명하므로 예방과 대처가 가능한 질병으로 볼 수 있다. 따라서 막연하게 겁을 먹을 필요는 없고 평소에 예방수칙을 잘 지키고 올바르게 대처하면 충분히 예방 가능하다. 뇌졸중은 일단 발병하면 치료가 어려우므로 평소에 발병하지 않도록 예방하는 것이 가장 중요하다.

뇌졸중은 크게 뇌출혈과 뇌경색으로 나눌 수 있다. 뇌출혈의 대부분은 고혈압의 합병증으로 발생하기 때문에 뇌출혈의 발생을 예방하기 위해서는 고혈압의 지속적인 치료가 가장 중요하다. 뇌경색은 주로 동맥경화에 의한 뇌혈전(피떡) 때문에 발생한다. 따라서 뇌경색을 예방하기 위해서는 평소 동맥경화의 예방에 주력해야 한다. 이 동맥경화를 예방하기 위해서는 고콜레스테롤혈증, 고혈압, 흡연, 당뇨병, 비만 등을 평소에 잘 관리하여 치료해야 한다. 이 중에서 특히 중요한 3대 위험 인자는 고콜레스테롤혈증, 고혈압, 흡연인데 30대 후반 이후 이러한 3대 위험 인자들을 가지고 있으면 동맥경화에 쉽게 걸려 뇌경색을 일으킬 수 있으므로 평소에 이러한 위험 인자들을 없애는 것이 중풍을 예방하는 지름길이다.

3) 심장병의 예방수칙

대표적인 심장병으로는 심장을 먹여 살리는 관상동맥이 좁아져서 생기는 병인 협심증과 관상동맥이 완전히 막혀 버린 심근경색증이 있는데, 이들의 원인은 동맥경화이다. 따라서 협심증과 심근경색증은 손 쓸 새도 없이 목숨을 빼앗아 가는 관상동맥 질환이기는 하지만 잘못된 생활 습관에 의한 병이므로 생활 습관을 교정하면 예방이 가능하다. 이러한 관상동맥 질환의 예방수칙은 다음과 같다.

(1) 최고의 예방법은 금연이다.

돌연사의 위험이 있는 협심증과 심근경색증을 예방하려면 먼저 금연부터 실행해야 한다. 왜냐하면 담배는 혈관벽에 상처를 내고, 나쁜 콜레스테롤과 중성지방을 증가시키며, 혈액의 응고를 촉진하고, 혈관 경련을 초래하며, 혈압을 상승시키는 등 안 좋은 작용을 하기 때문이다.

(2) 고지혈증 진단을 받은 사람은 즉시 약을 복용하고 식이요법에 유의한다.

• 육류의 기름기, 닭 껍질, 버터, 치즈, 소시지, 베이컨 등 동물성 포화지방산의 섭취를 줄인다.
• 신선한 채소, 과일, 콩류, 현미 등 섬유소가 많은 식사와 불포화지방산이 많은 생선을 충분히 섭취한다.
• 콜레스테롤이 많은 달걀, 생선 알, 생선 내장, 메추리 알, 오징어, 장어, 새우 등을 먹지 않는 것이 좋다.

(3) 고혈압을 잘 치료해야 한다.

고혈압이 있으면 동맥 내 압력이 높아져서 혈관 내피세포가 손상되어 침전물이 증가하므로 동맥경화증이 악화된다. 고혈압의 치료는 항상 비약물요법과 약물요법을 병행해야 하는데, 제1기 고혈압(140~159/90~99 mmHg)인 경우는 비약물요법으로 약 3~6개월 정도 철저하게 치료해 본 후 계속 확장기혈압이 95mmHg 이상이면 비약물요법과 함께 약물요법을 시작해야 한다. 처음부터 아래 혈압인 확장기혈압이 100mmHg 이상이면 바로 약물요법을 시작한다. 고혈압 치료에서 약물요법은 비약물요법으로도 혈압이 만족스럽게 떨어지지 않을 때에 실시한다. 제2기(160/100mmHg 이상인 경우) 이상의 고혈압은 특별한 변수가 생기지 않는 한 거의 평생 고혈압 약을 복용해야 한다.

고혈압이 있는 경우에는 장아찌, 젓갈류, 자반고등어처럼 짠 음식을 피하고 인스턴트 식품도 주의해야 한다. 또한 소금, 간장, 된장의 사용량을 줄여 섭취하는 식이요법이 필요하고, 적당한 운동 등을 통한 스트레스의 관리도 매우 중요하다.

(4) 당뇨병, 비만을 치료해야 하며 과음을 피하고 스트레스를 잘 조절해야 한다.

4) 당뇨병의 예방수칙

당뇨병은 선천적 유전과 관련이 있으므로 부모가 당뇨병인 경우에는 음식 조절을 통해 표준체중을 유지해야 한다. 또한 운동을 꾸준히 하고

편한 생활보다는 활동적인 육체 노동을 해야 한다. 정신적 긴장 또는 정서적 불안이 심해질 때 당뇨병이 발생할 수 있으므로 근심, 걱정이 과도하지 않도록 마음의 평정을 유지해야 한다. 식생활 등과 관련해서는 불필요한 첨가물의 섭취를 줄이고 신선한 음식을 많이 섭취한다. 불필요한 약, 특히 스테로이드 계통의 강장제, 호르몬제 등을 삼가는 것이 좋다.

당뇨병 합병증 예방수칙으로는 다음과 같은 것들이 있다.

- 혈당, 혈압, 콜레스테롤 등 3고高를 자주 점검한다.
- 망막증을 예방하기 위한 안저 검사, 신경 합병증 검사 등을 정기적으로 한다.
- 매일 발을 깨끗이 씻고, 상처가 있는지 점검한다.
- 칼로리가 높은 식습관을 버리고, 식사를 할 때는 반드시 채소 등 섬유질 식품을 함께 섭취한다.
- 매일 30분 이상 유산소운동을 하고, 주 3회 근력운동을 한다.
- 담배는 가뜩이나 망가진 혈관에 상처를 주므로 당장 끊는다.
- 술은 칼로리만 높고 저혈당을 유발할 수 있으므로 줄이거나 끊는다.
- 민간요법에 현혹돼 시간과 돈을 낭비하지 않는다.

〈WHO에서 권장하는 당뇨병 식사요법의 여덟 가지 기본 원칙〉

① 꼭 일정한 식사량을 지켜서 섭취한다.

② 세 끼 식사는 규칙적으로 정해진 시각에 한다.

③ 음식의 간은 되도록 자극적이지 않고 싱겁게 한다.

④ 육류 조리 시 껍질과 지방을 제거하고 버터, 생크림 등의 지방 식품 섭취를 줄인다.

⑤ 외식 시에는 설탕을 많이 사용한 음식 또는 튀긴 음식, 중국 음식 (예 : 해파리냉채, 우동, 울면), 성분을 알 수 없는 식품 등은 피한다.

⑥ 기름 양을 줄이기 위해 튀김, 전(부침개), 볶음보다는 구이, 찜, 조림 등의 조리법을 선택한다.

⑦ 섬유소가 풍부한 식품은 충분히 섭취한다(예 : 흰밥 대신 현미밥 또는 잡곡밥으로, 식빵 대신 통밀빵으로, 녹즙 또는 주스보다는 생야채, 생과일, 해조류로).

⑧ 평상시에 피해야 할 음식을 잘 알아 둔다(예 : 설탕, 껌, 콜라, 사이다, 말린 과일 [건포도, 곶감, 대추], 꿀, 케이크, 과자, 시럽, 파이, 잼, 과일 통조림, 사탕, 젤리, 아이스크림, 술).

> **Tip 혈당치**
>
> 당뇨병 기준치는 공복 시 혈당이 126mg/dℓ 이상이다(즉, 8시간 이상의 공복 상태에서 혈당 체크를 하여 두 번 이상 혈당이 126mg/dℓ 이상으로 나오면 당뇨병으로 진단하게 된다). 그러나 100~110mg/dℓ인 사람도 생활 습관을 바꾸어야 하며, 110~126mg/dℓ인 경우에는 당부하 검사를 받아야 한다.

5) 비만의 예방수칙

• 하루 식사를 아침, 점심, 저녁 3회로 나누어 규칙적으로 하고, 저녁밥을 많이 줄여 먹는다. 아침 또는 점심 등 끼니를 걸러서 체중을 빼려고 하면 다른 끼니에 식사가 쏠리게 되어 비만이 오히려 더 심

해진다. '아침은 임금처럼, 점심은 왕자처럼, 저녁은 거지처럼 먹어라.' 라는 옛 속담이 일리가 있다.

- 식사를 할 때 빨리 먹는 습관보다는 충분한 시간을 갖는 것이 식사량을 줄이는 데 많은 도움이 된다.

- 밥 또는 국수 등 주식의 지나친 과식을 막으려면 중년 이후에도 식물성 지방이 많은 음식을 섭취하고, 고기 또는 튀김 같은 음식도 적절히 섭취하는 것이 좋다.

- 간식은 절대로 하지 말아야 한다. 특히 음료 또는 커피 등에는 당분이 많이 들어 있어 쓸데없는 칼로리를 우리 몸 안에 저장한다.

- 운동과 활동을 많이 해서 에너지의 소비를 늘려야 한다. 하루 1만보 정도 걷는 것이 좋으며, 1주일에 3~4일 정도는 운동을 하여 심폐 기능을 강화시키면 건강관리에도 도움이 된다. 운동 후 허기질때에는 음료수, 간식보다는 물을 섭취하는 것이 비만 예방에 도움이 된다. 공복감이 있더라도 참는 인내가 필요하다.

- 비만을 예방하려면 정신적으로 확고한 신념을 가져야 한다. 음식을 많이 먹다가 줄이면 누구나 처음에는 기운이 없어진다. 이것이 곧 빈혈은 아니므로 이때 정신적 신념으로 극복하여 절식하면 비만은 예방되고 치료 또한 가능하다.

6) 고혈압 예방수칙(식사요법)

- 가능한 한 음식을 싱겁게 먹는다. 따라서 소금의 섭취를 줄인다.
- 과식과 과음을 피하여 비만을 사전에 예방한다.

- 편식하지 말고 단백질, 당질, 비타민, 무기질 등 음식을 골고루 섭취한다.
- 동물성 지방과 당질 식품(밥, 빵, 국수류)의 섭취를 줄인다.
- 콩, 두부, 우유, 신선한 야채를 충분히 섭취하여 비타민과 무기질을 보강한다.

7) 동맥경화 예방수칙(식사법 등)

- 동물성 지방의 섭취를 줄여 혈액 내의 콜레스테롤 함량을 줄인다.
- 짠 음식을 삼가고 싱거운 음식 위주로 먹는다.
- 밥과 국수 등의 당질 식품 섭취를 줄여 비만이 되지 않도록 유의한다.
- 커피, 설탕이 많이 포함된 과자, 자극성이 심한 고추 또는 겨자 등의 조미료 섭취를 줄인다.
- 동맥경화의 예방에는 수영과 가벼운 조깅이 가장 좋은 운동이며, 가벼운 등산과 맨손체조 등도 좋다.

8) 위궤양의 예방수칙(식사법)

- 반드시 정해진 시간에 세 끼 식사를 빠짐없이 해야 한다. 주치의와 상의하여 식사 횟수를 5, 6회로 늘려야 하는 경우도 있다. 왜냐하면 위 속이 비게 되면 위액이 많이 분비되어 위 점막을 자극하여 궤양이 악화될 수 있기 때문이다.
- 당질 식품인 밥이나 국수보다는 단백질이 풍부한 고기나 생선을 많이 먹는다. 왜냐하면 단백질은 산성인 위액을 중화시키고, 단 음식

은 위액 분비를 불필요하게 증가시키기 때문이다.

- 음식을 충분히 잘 씹어 먹어야 한다. 왜냐하면 딱딱한 음식을 잘 씹지 않고 삼키면 위 점막에 상처가 나기 때문이다.

- 식사 시간을 충분히 가져야 하며, 식사 후 10~20분 정도는 휴식을 취함으로써 위에 혈액이 충분히 공급되게 하는 것이 좋다. 따라서 식사 시에 책을 읽는 등의 다른 행동은 하지 않는 것이 좋다.

9) 간장병의 예방수칙

(1) 식사요법

- 소화되기 쉬운 영양가 있는 음식을 섭취하되 하루 4~5회로 식사 횟수를 늘리면서 조금씩 먹어야 한다.

- 신선한 과일과 야채를 많이 섭취하여 비타민과 무기질이 충분히 공급되게 한다.

- 간의 재생능력을 높이기 위해 양질의 단백질이 풍부한 음식을 먹는다. 예를 들면 생선, 두부, 콩, 달걀, 치즈, 기름기를 제거한 돼지고기 또는 소고기 등이 있다. 우유는 지방을 뺀 탈지우유 또는 요구르트가 좋다.

(2) 간장병 예방의 금기 식품

- 동물성 지방이 많은 육류의 비계, 기름기가 많은 생선은 피한다.

- 돼지 비계 및 삼겹살도 좋지 않다.

- 술과 담배도 해롭다.

- 소금에 절인 생선, 위장에 자극을 주는 고춧가루, 겨자 등도 줄여

섭취하는 것이 좋다.

10) 견비통의 예방수칙

- 평소에 잘 쓰지 않는 근육 또는 신체 부위에 자극을 주는 운동을 하여 온몸을 균형 있게 움직인다.
- 가벼운 산책 등을 통해 하루 1만 보 정도 걷는다.
- 적절한 식사관리로 비만 또는 영양 결핍을 예방한다.
- 스트레스, 고민거리를 담아 두지 말고 적절하게 해소하여 항상 명랑하고 경쾌한 활동을 한다.
- 건전한 취미 활동을 통해 의욕적으로 살도록 노력한다.

11) 요통의 예방수칙

- 허리를 중심으로 몸을 전후좌우로 움직여서 항상 허리의 유연성을 유지한다.
- 칼슘과 철분이 풍부한 음식을 섭취하여 영양 부족에 의한 척추의 노화를 예방한다.
- 몸을 구부리지 말고 항상 허리 근육을 똑바로 펴는 자세를 갖도록 노력한다.
- 무거운 짐을 들어 올릴 때는 몇 초라도 허리 근육을 풀어 주는 준비 운동을 한 후 쪼그려 앉았다가 아기를 안듯이 서서히 짐을 몸 쪽으로 밀착시켜 일어나야 허리에 충격을 주지 않는다.

12) 뇌신경 노화의 예방수칙

- 나이가 들더라도 두뇌 활동을 계속하여 기억력이 감소되는 것을 줄여야 한다.
- 뇌혈관의 이상을 막기 위해 정기적으로 혈압 검사를 받고, 그 치료에 노력해야 한다.
- 손발의 감각에 이상이 있을 때에는 의료기관에 가서 진단을 받아 조기 치료에 노력한다.
- 식사를 골고루 하여 영양 부족을 방지하고, 뇌세포의 감소를 예방한다.

13) 관절염의 예방수칙

- 허리, 무릎, 발목 관절을 평소에도 조금씩 움직여서 몸과 관절의 유연성을 키워 둔다. 관절염의 예방에는 수영이 좋다.
- 관절에 이상이 있어서 아픈 부위는 항상 따뜻하게 관리하여 혈액순환이 잘 되게 한다.
- 관절에 부담을 주지 않도록 표준체중을 유지한다.
- 관절염의 증세가 있는 환자들은 한 번에 20분 이상 걷지 않는다.
- 하체를 보강하는 운동을 해서 허리, 엉덩이, 무릎의 근육을 강화시켜 놓으면 관절염 예방에 도움이 된다.

14) 신경통의 예방수칙

- 음식을 골고루 섭취하고 술, 담배를 끊어야 한다.

- 신경통이 발생한 부위를 따뜻하게 해 주고 충분한 휴식을 취한다.
- 충분히 숙면을 취해서 신경을 휴식시켜 주어 몸속의 자연 치유력을 기른다.

15) 탈모의 예방수칙

- 지나친 정신적 스트레스에서 벗어난다.
- 모발의 재생능력을 키우기 위해 적절한 두피 마사지를 시행한다.
- 머리는 오히려 자주 감고 마사지를 병행한다.
- 영양 결핍이 되지 않도록 균형이 잘 잡힌 식사를 한다.

16) 담석증의 예방수칙

- 기름기 많은 음식을 피하고 대신 당질이 많은 음식을 적절히 섭취한다.
- 과음하지 않는다.
- 스트레스와 지나치게 찬 음료를 피한다.
- 평소에 물을 충분히 섭취한다.

17) 치질의 예방수칙

- 변비가 생기지 않게 한다.
- 과음, 불규칙한 식사 및 과식을 피하고, 너무 맵고 짠 음식을 피한다.
- 치질은 항문 주위의 신경이 긴장해서 발생하므로 평소에 허리와 항문 주위의 운동을 통해 항문의 신경 및 근육의 긴장을 풀어 주면 예방할 수 있다.

18) 장수長壽하기 위한 식사원칙

- 편식하지 말고, 모든 음식을 골고루 섭취한다.

- 육체 및 두뇌 활동은 지속적인 동물성 단백질의 공급을 필요로 하므로 기름기가 적은 육류의 살코기를 식사 때마다 조금씩 거르지 말고 섭취한다.

- 제철에 나오는 신선한 야채를 많이 먹는다.

- 완전식품에 가까운 우유를 많이 마신다.

- 단것을 먹을 때는 제철에 나오는 과일을 먹는 것이 좋고, 지방은 되도록 식물성 지방을 섭취한다.

19) 중년 이후의 건강수칙

- 소육다채少肉多菜 : 음식을 골고루 먹되 육식을 줄이고 나물과 야채를 많이 섭취한다.

- 소염다초少鹽多酢 : 고혈압과 중풍의 예방을 위해 소금을 줄여 먹고 식초를 많이 먹는다.

- 소번다면少煩多眠 : 고민을 적게 하고 숙면을 취한다.

- 소노다소少怒多笑 : 화를 적게 내고 되도록 많이 웃는다.

- 소차다보少車多步 : 차를 적게 타고 많이 걷는다.

- 소언다행少言多行 : 말보다는 행동을 많이 하여 활동량을 늘린다. 중년 이후의 불면증도 이 방법으로 예방 가능하다.

20) 미국 시사주간지 『타임스』가 선정한 10대 건강 식품 챙겨 먹기

(1) 견과류

땅콩, 잣, 호두 등 견과류의 '리놀렌산(불포화지방산)'은 몸에 나쁜 콜레스테롤인 LDL의 수치를 내려 주어 동맥경화 예방에 좋다. 그리고 견과류의 '엘라직산'은 암의 진행과 촉진을 막아 준다. 또한 견과류에는 '비타민 E'가 많아서 노화 억제와 항암 효과가 있으므로 일주일에 2~4회 이상 먹으면 좋으며, 땅콩은 25알 정도가 적당량이다.

(2) 귀리(보리)

수용성 식이섬유소인 '베타글루칸'이 몸에 나쁜 콜레스테롤을 없애고 포만감을 유발하여 과식을 억제하므로 다이어트에도 효과가 있다. 또한 귀리의 나트륨에는 길항 작용을 하는 칼륨이 많아서 고혈압과 심장병에 도움이 된다. 보리 역시 귀리와 같은 작용을 하므로 대용 식품으로 가능하다. 특히 보리의 수용성 식이섬유소는 우리가 먹은 포도당과 지방의 흡수를 늦춰 주므로 식후의 혈당과 콜레스테롤의 상승을 막아 준다.

(3) 녹차

'폴리페놀' 성분이 주성분으로, 이는 발암물질과 결합하여 그 활성을 억제하는 항암 효과가 있다. 즉, 녹차의 떫은맛을 내는 폴리페놀의 일종인 '카테킨' 성분이 유해 산소를 차단하여 암을 예방한다. 녹차를 복용하면 2시간 이내에 혈관의 내피세포 기능이 잘 유지되어 혈관이 확장되므로 협심증의 위험을 줄여 준다. 또한 녹차의 쓴맛과 떫은맛 성분은 위장 점막을 보호하고 위장 운동을 활발하게 해 주므로 녹차를 많이 마시는 지역에서는 위암 발생률이 낮은 편이다.

(4) 마늘

마늘의 '알리인', '알리신', '스코르디닌' 등의 성분은 식중독 등을 일으키는 미생물에 대한 항균 효과를 가지고 있다. 또한 혈액 중 콜레스테롤을 내리고 혈액순환을 좋게 하므로 심혈관 질환에 유익하다. 따라서 우리가 고기와 회를 먹을 때 마늘과 같이 먹는 식습관은 매우 적절하다고 볼 수 있다.

(5) 브로콜리(양배추)

브로콜리에는 비타민 C, 베타카로틴, 섬유질이 많으며 '설포라판', '인돌' 등의 성분이 대장암, 위암, 유방암 발생을 억제한다. 양배추 역시 브로콜리와 같은 효과를 나타내므로 대용 식품으로 가능하다.

(6) 블루베리(가지)

보라색을 내는 '안토시아닌계 색소'가 동맥경화를 막아 주므로 심장병과 뇌졸중을 예방하며, 세균과 바이러스를 죽이는 효과도 가지고 있다. 가지의 보라색도 동일한 효과를 가지고 있으므로 블루베리의 대용 식품으로 이용 가능하다.

(7) 시금치

성장기 어린이들의 발육과 영양에 도움이 되는 칼슘과 철분이 많고 비타민 A가 풍부하므로 야맹증 예방에 좋다. 또한 시금치나물 한 접시의 열량은 40kcal에 불과하여 살찔 걱정이 없다.

(8) 연어(고등어)

연어에 많은 '오메가 3 지방산'이 혈중 콜레스테롤을 떨어뜨리고 동맥경화증을 막아 준다. 또한 류머티즘성 관절염과 루푸스 같은 자가 면역 질환을 일으키는 물질의 생성을 억제한다. 고등어는 오메가 3 지방산인 'DHA'(기억력과 학습능력 유지 효과가 있다고 알려짐) 함유량이 연어의 두 배에 가까워 수험생들에게 특히 도움이 되며, 노인성 치매에도 효과가 있다.

(9) 적포도주

포도 껍질에 함유된 자주색 색소가 강력한 항암 작용을 한다고 밝혀졌다. 또한 포도주의 떫은맛을 내는 '탄닌'과 '폴리페놀' 성분이 몸에 이로운 콜레스테롤인 HDL을 활성화시키므로 동맥경화를 예방할 수 있다.

(10) 토마토

토마토의 붉은색을 내는 성분인 '리코펜(lycopene)'이 전립선암 등의 각종 암 발생 위험을 줄인다. 또한 비타민 C가 풍부하여 감기 바이러스와 스트레스에 대한 면역력을 향상시킨다. 칼로리도 낮아 다이어트에 도움이 되고, 당뇨병 환자에게도 유익하다.